U0068973

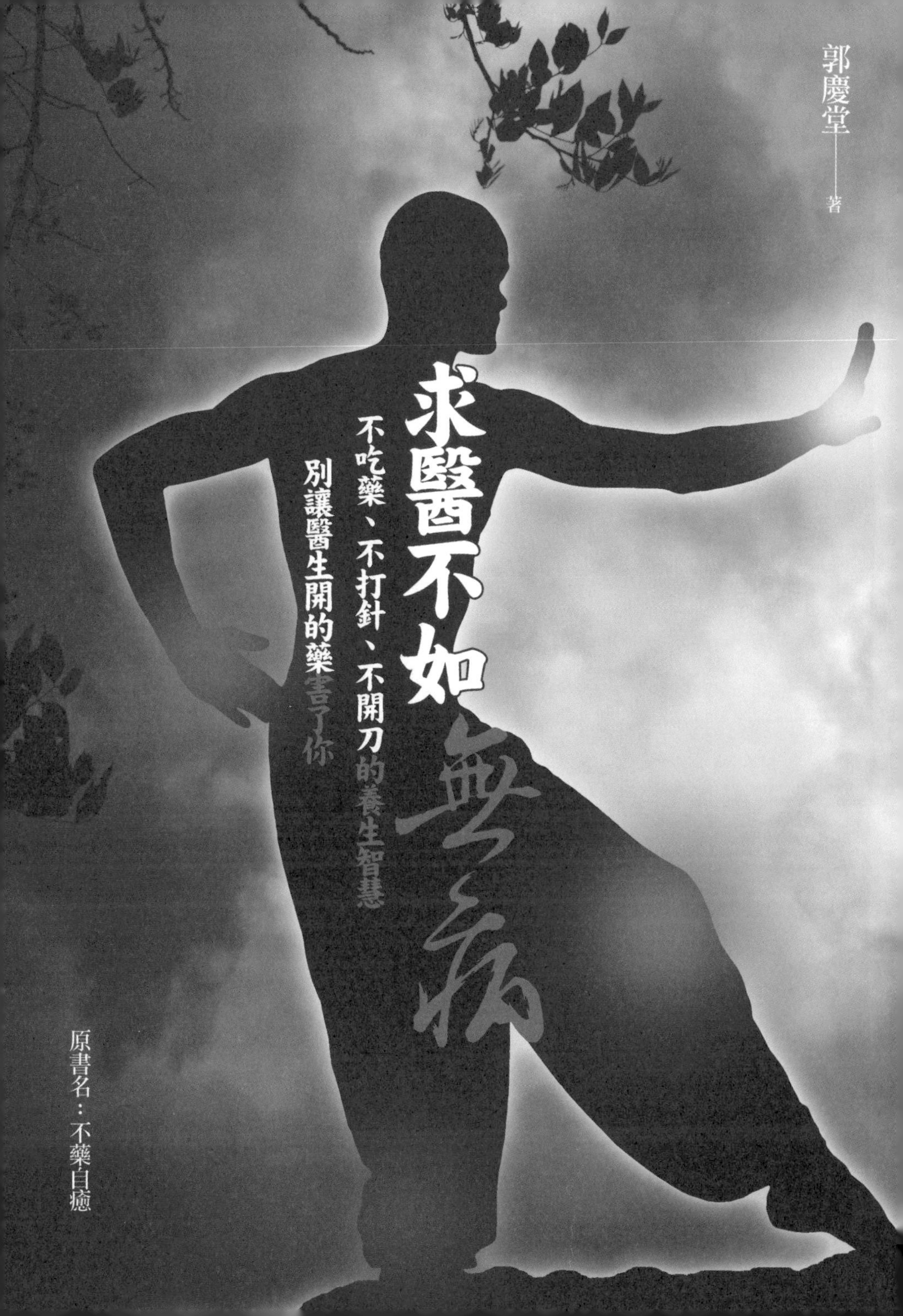

求醫不如無病

不吃藥、不打針、不開刀的養生智慧

別讓醫生開的藥害了你

郭慶堂——著

原書名：不藥自癒

推薦序一

殊途同歸

侯勝茂　新光醫院院長

家父終生懸壺濟世，於嘉義市開設小兒科診所。依稀記得，當我年少時，常有家長於三更半夜帶著幼兒按鈴求診，全家雖常為急促的鈴聲所驚醒，但家父總是匆忙起床，堆滿慈祥和藹的笑容，細心、耐心的診斷，在家長全神信賴的目光下，不厭其煩的解釋其病情，並開列處方，從未引以為苦且甘之如飴。即使家慈不忍其太勞累，婉勸他縮減看診時間，他總是面帶微笑搖頭，理由是：「救人一命，勝造七級浮屠。造善業，積陰德，可消災解厄，福祿子孫。」

我一直以父親為傲，待我成長後，發誓鑽研醫學、克紹箕裘，在台灣大學拿到醫學博士，續到美國進修，升任教授並一直獲長官厚愛，先後出任省立台北醫院院長、國立台大醫院副院長、衛生署長，現轉任新光醫院院長。

根據各方資訊，在健保體系下，醫師與病人的關係似乎逐漸轉變中。從和諧變對立，從前權威式的問病及開列處方的單向方式已遭質疑。病患常要求醫師能更多付出心血去述明、分析病情並提供保健妙方，甚至呵慰病人。

問題是，永遠有看不完的病人需診療，而且由於診療費全民買單，有些人偶會有「不看白不看」的錯誤念頭，更使看診人數激增，使醫師分身乏術，壓力倍增。但一般醫師汲汲研究，常屬沈默寡言型，拙於言辭及表情的傳達，使醫師常被視為冷漠高傲含冤莫白。其實每個醫師都擁有一顆救人濟世的愛心，橫亙病人之間的只是欠缺溝通的橋樑罷了！

我常期待這種溝通橋樑可以早日建立，且眾生都能擁有健康知識以降低看診人數，以為醫師分憂解勞。欣聞紅螞蟻圖書公司即將推出一系列的健康養生書籍，於是一讀為快。據聞，首先推出的是由郭慶堂先生所著的《不藥自癒》，作者妙筆生花，透過科學理論的驗證精神，從電子學與物理的觀點學來剖析疾痛、氣功、醫學與生命，尤其提出了人體潛能發揮的方法，讀者閱後當會耳目一新，了解到人體自身其實是最好的健康源，內有電腦所不及的優異免疫系統，醫師做的大都是屬於增強及修補的工作，恢復健康的能力還是有待於人體自身的運作，所以人平常就應依物性做好保健急救工作，並調治疾病於初期，因為人體患病猶如衣褲破洞，「及時的一針（刀）可以省卻九針（刀）」，以縮短療程及時程。

另外，頗值一提的是，書中提及諸多妙方：諸如當你頭部受到碰撞時，請及時壓按鼻下凹槽人中穴，可啟動潛能，防止頭顱出血，以免造成中風後遺症（據最新國際醫學期刊中風報導，頭受撞擊創傷，中風機率比常人高出十倍）；又如閉眼雙手捏耳垂三十分鐘，藉由腦嗎啡的分泌使人放鬆身心，愉悅入眠，除可免失眠之苦，也可減少後期癌症病人的痛楚及淒厲疼叫聲，在在都可謂功德無量，並可因此而大大減少健保體系的資源浪費。若真有那一天來臨，天下再無病人需要照看，人人可以為醫的願景實現，我也甘之如飴，因為不管看不看病，我的家訓即是醫生的信念：解疾苦、造善業、積陰德。不管是出於何人之手，最終同為救人，殊途同歸。

經由高中同班同學有「才子」之稱的郭慶堂先生的引薦，讓我很榮幸擁有這個機會，也很樂意為《不藥自癒》作序。希望透過此書序的傳播，人人都能了解生命的奧妙，人與人間（含醫生與病人）都能互信互愛，而非猜疑互忌，同心協力而非抗爭糾紛，並能發揮潛能減少人間疾苦，一起共同努力，去創造美麗的寶島和諧的地球村及大宇宙，一起譜下美麗的生命樂章。

推薦序二

中醫科學化

江勤　華佗獎中醫師

身為中醫師，卻常感歎：即使身為十大傑出中醫師、華佗獎得主，並至中國廣州中醫藥大學進修取得碩士學位的我，其地位往往卻比不上剛從大學畢業的西醫醫生。因為幾百年來西醫早已走上學理化、科學化、制度化，而中醫卻一直以祖傳祕方為本，佐以經驗、傳承，投入學理化、系統化、科學化的人力、物力，實在太少太少，根本沒什麼大變化，欲窺其全貌常難以竟全功。

在此父親節，猶記得在郭先生出版第一本書《現代養生管理—圓滿過一生》時，就曾在當年父親節獲得ICRT空中文化館推薦如下：「郭慶堂先生是位才子，他所學的是（台大）電機，但他卻以妙筆生花的筆觸，透過物理學來剖析疾病、醫學與生命，尤其提出了人體潛能發揮的方法，令讀者耳目一新。閱讀該書，您將可健健康康過一生！」

但他並不以此為滿足，因為他認為「解救人類的疾苦」是他的天命，所以陸續研究實驗將中醫學理化、系統化，在數年後又依序推出了《向疾病說不—圓滿健康》（名列年度暢銷書排行榜）及《哈性族—圓滿性愛》等健康大師系列書籍，今送上《不藥自癒》之書稿於我，要我為其作序，拜讀之下，不禁大為嘆服。書中除了將西醫科學化、系統化、原理化外，它竟將中藥及西藥也一併排除了，因為它將生命科學、氣功在以電子學為主體，物理學為導向，潛能學為根基，醫理學為應用之下，整合出所謂的非侵入性醫學（不用藥醫學），並以妙筆生花的筆觸，深入淺出為中醫科學化踏出了歷史性的一步，本書確為奠定人類健康的葵花寶典。

就如登陸月球的太空人阿姆斯壯的那句話：「這是他個人的一小步，卻是人類的一大步！」我也敢大膽預言，本書將會是中醫科學化的一本歷史性聖典，也是人類的一大步。期望讀者好好研讀，活出健康快樂，也期望有一天，我能和西醫師一樣的揚眉吐氣！

自序

願天下無藥

郭慶堂

從小，我歷經親友的癌苦、中風、燒焦、溺斃、老死，嘗盡了人間悲苦，常感歎「天地不仁，以萬物為芻狗。」遂發誓願：畢終生之力解天下人之疾苦！

但幼年時我因厭惡血腥，有次竟見自己流血即昏倒，所以並未像省立嘉義高中第一屆百分之八十以上同學就讀台大醫科，而是選讀台大電機系。但是發誓願後，卻歷經諸多奇遇，使我開始研究、整理醫學，尤其是「不藥自癒」的部分不知不覺中繞了一圈又回到了醫學方面；我才了解，原來我的天命是完成傳統醫學的補數，傳統醫學以化學為主，是暫態，是用藥的，其補數即是以物理為主，是穩態，是不用藥的，二者合起來才是完整的醫學。

於是以一個電機的學子，老天卻賜我「過目不忘，下筆為文」的能力；讓我家境清寒，必須飽讀百書才能存活；賜我有能「吸取精粹，詳加整合，加以創見」之力，於是從一九九五年，開始了我立言救世的生涯，陸續創作了《現代養生管理》、《向疾病說不》、《哈性族》、《身心革命》等書。

在出版《向疾病說不》前，我曾恭請前國科會副主委胡錦標博士作序，獲其啟蒙：生命科學、氣功、中西醫學之間必有一奧祕之環扣在，找出其環扣，你必能將三者加以整合，將可普渡眾生！

就這樣，我又一頭鑽進了潛能的研究中，因為我整合三者後，發覺這環扣就是潛能；於是各種有關三者的書籍、文獻，我一一搜尋、拜讀，並有幸與專家對談，且將諸家理論加以融合創新理論後加以實驗證實，期許有一天能夠發表於世，完成我的誓願。

所以，即使是感染SARS，或三度車禍（臉部傷及真皮組織），我也堅持不看醫生也不吃藥，除期許自己也相信自己可以不藥而癒，也不會破相，並感謝上天賜與我這機會能以身試病。就這樣我見證了奇蹟，並完成了這本整合生命科學、中西醫學、氣功，以電子為主，物理為導，潛能為根，醫學為用的著作。

感謝天，我終於深入淺出、踏出了非侵入性醫學紀元的第一步，向誓願跨出了一大步。

人類與宇宙的高演化生物都來自同源，當地球環境愈來愈惡化時，我們與本源體的聯繫會愈來愈緊密，在數十年內，人類的科技及心智發展必可突發猛進，與高演化生物一起遨遊天際之日也將到來，更遑論透過潛能，輕鬆的擁有健康！

所以，你唯一要做的就是：心有愛心，明心見性，相信你能，並且去實行，你就擁有「不藥自癒」之能力。

目錄

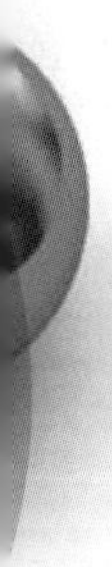

第一篇

電子醫學

所謂非侵入性醫學乃以電子為主，物理為導，醫學為用之科技，又稱為無藥醫學。由於人體是由電性血漿構成，自具電子特性，其中包括電阻性、電感性、電容性、諧振性、迴路性、對偶性、平衡性、完整性與完美性之電子系統架構。而非侵入性醫學又以電子為主，故本章將先談論電子醫學。從各種電子零件、電路之特性出發進而延伸到相關的醫學知識。

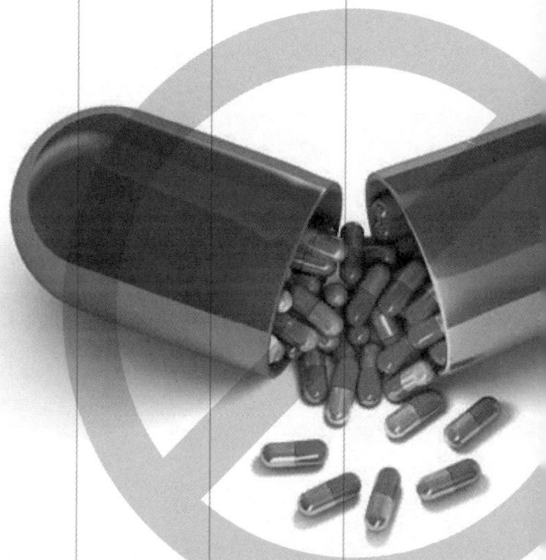

一、電阻性

（一）人之本源與臟腑功用

人從何而來？幾年前一位科學家證實了：「只有以橢圓形軌道運轉的球體才會產生向心力。」之理論，我孕育了如下之構想：設計電腦的為人「格」，人類為神「格」之後代或創造之生命，為了使人類定居在地球實驗體上，就使之繞著能源體：太陽以取得能源，而且軌道被設計成橢圓形並自轉之以產生向心力，使人類可以受力而「附著」於地球上生存而不致像太空人一般飄浮在空中。而植物也被造成靠吸取光源及空氣或土中之二氧化碳及水，靠葉綠素形成光合作用而組成醣類，再轉化為澱粉而儲存於根部、莖部、葉中，但此時二氧化碳的碳成分又和水中之氫結合，而將剩下之氧氣釋放至空氣中，此外豆類植物尚可合成氨基酸（為蛋白質之原料），當人類「吃」食植物並吸入空氣時，吸收了澱粉及氨基酸再與氧作用後，會轉化為醣類及蛋白質，醣類中的葡萄糖供人腦細胞所用，蛋白質供一般細胞（包括遺傳基因）所用，多餘的能量則以脂肪的形態形成肉。

相反的在燃燒能量時，先是燃燒（以氧）醣類，再來以此醣類的火焰燃燒脂肪，最後才燃燒蛋白質，**若蛋白質不足、細胞的新陳代謝即無法行使**，但若不食米飯或麵（主含澱粉），就無足夠葡萄糖供腦細胞所用（葡萄糖是腦細胞能取用的唯一營養成分），人就會覺得無精打采，故稱米麵為人類「主食」。不管是蛋白質、脂肪、醣類經人吸收後最終的產物就是二氧化碳和水，再由植物吸取之，而人體內之各種維他命和礦物質也存於植物之蔬果中，再經由人體內之大腸製成各種維他命（其中維他命D須照射陽光方可合成），所以人類與植物在地球上為「共生體」，具相當程度的互補性，並平衡了生態。

腦子被造為了思維，肝臟被造則負責解毒，其儲藏體為膽，胃則負責消化澱粉類（醣），小腸負責消化蛋白質類及脂肪類，脾胰則提供消化酶（酶為一種催化劑），大腸則負責水分之回收及排除廢物（固體），腎臟及膀胱則負責液體中營養之回收、濾毒及排除多餘液體（形成尿成分），此外肺臟則負責空氣的處理（吸收氧氣，排出二氧化碳）。以上各種能量的處理運送皆須有管道，此即血管，而運送血管內之液體另有一專責機構，那就是心臟。

以上臟腑是將人體解剖後可發現的，屬「靜態的」可「觀視」的迴路；由於人體有思維，形成氣場，除了血道之外，另有氣道，以上臟腑各有氣道相管轄，那就是經脈，此外，由於器官遍佈體內，人就有高度，由於地心引力人體各點與地表就產生位能差，此值等於人體質量乘以重心加速度再乘以高度，為了克服此位能差以使下部營養能運往上部，就須作功，就應具備唧筒之功能，靠壓縮來產生動能，於是在人體左側心臟之右上方另有心臟節律點負責心臟之收縮，此即心包絡經；而任何遊戲終有終點，故人必死，而靠生殖性力繁衍後代，故職司此性力的乃位於腎臟上方的副腎，分泌性荷爾蒙，此氣道即腎經。故中醫的敗腎，其實指的是副腎功能差，性力弱；而當病毒或異物入侵時，人體須有機構處理它，那就是淋巴，而其氣道就稱為三焦經。

故**西醫言人體具五臟五腑**，**而中醫言人體具十二經脈六臟六腑**，其實是並行不悖的，西醫言的是血道，可視為「直流工作迴路」，而當直流工作迴路正常時，人體開始運作後，產生了氣，誘生了電磁場就形成了氣道，故氣道可以視為「交流迴路」。當血管道或臟器本身有異常時，血流就會不正常，所形成的氣道也會異常，我們可以從氣場之強弱及阻值多寡，來判斷人體之臟腑是否有病變及血管道是否阻塞。以電子學的觀點視之，臟腑病變可以視為源阻增大，而血道阻塞可以視為負載阻抗增大或變值，此即中醫之虛實辨證，而當血道的阻值回復平衡之均值點後，人體就恢復正常了！因人體迴路上電流大小與電阻（抗）值成正比，此乃電子學上之歐姆定律。

（二）經絡電阻探測技術

此是經絡探測上應用最早、最廣的探測技術。一九五〇年日本的醫學博士中谷義雄，就曾用直流電阻式測定儀去測量某腎病（應是敗腎）患者的皮膚導流量，而發現其足部皮膚有一系列穴點導流量較其他的部位為高，而這些點的連線竟與古籍上經脈圖的腎經相似，之後他驗證了四千人以上之患者，而發現有十二條系列也有類似情況，他把皮膚上正常時容易導電之點稱為良導點，由良導點連接起來的假想線稱之為良導絡，妙的是良導點竟與中醫之穴位點相同，良導絡路線又同於中醫之經絡路線。圖1為其所用之十二良導脈之疾病偵測點，圖2為其所用之良導脈測試儀，經比對後發現此十二偵測點（負端接地點乃是心包經之勞宮穴，恰位於手正中心）乃是古籍中十二經脈之原穴，指針式電流的交點為節點，而氣血道的交點即為穴位，因能場交會會產生漩渦造成凹陷，故皮膚上凹陷點即為穴位點，乃疾病偵測點，常人不易搜尋，故筆者提供了替代之井穴（經絡之始點或終點之穴點），它們皆位於手足之指（趾）甲基部底線旁側（如圖3所示）以美妙、明顯且對稱性的排列著。（更詳細圖表見圖7、8所

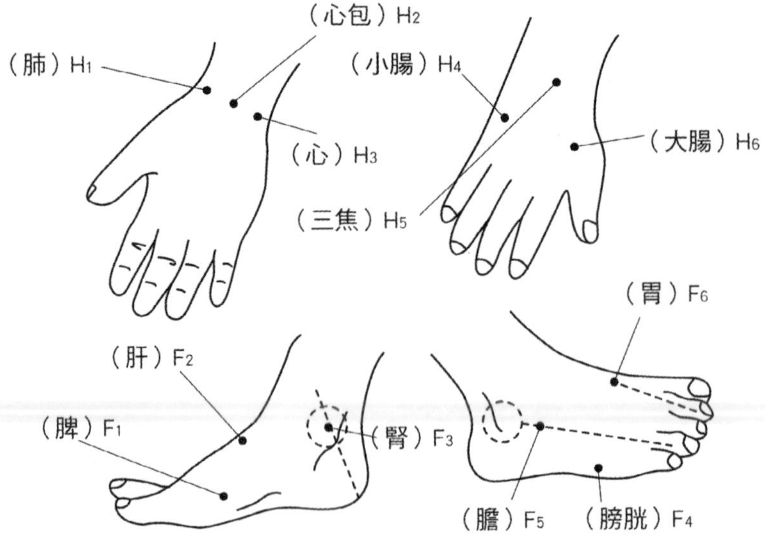

圖1　良導脈代表測定點為十二經原穴

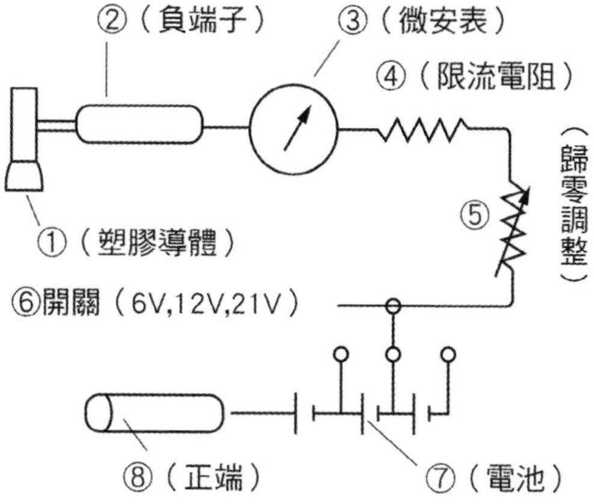

圖2　良導脈測試儀

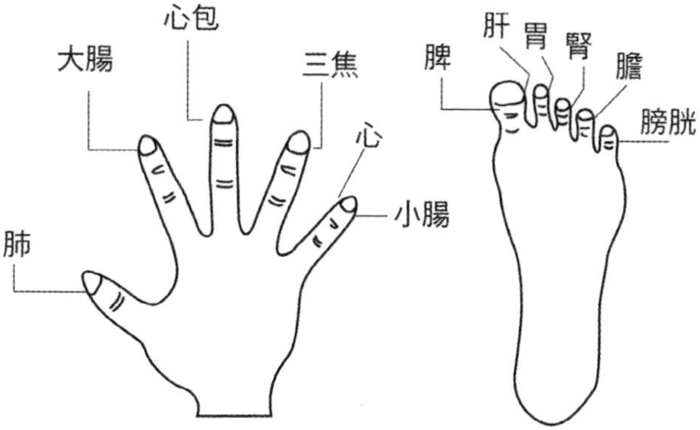

圖3　手足井穴圖

（三）心血管疾病

心臟收縮時，將血液壓到動脈內，此時血管徑變小，血壓增加，相反地當心臟擴張時，血管徑增大，血壓即減小，血壓即代表血管壁所承受的血液壓力，其大小決定於心室的收縮力量（相當於信號源電壓之大小）、管壁的彈性（相當於導電係數）、血管的長度、血管內的物質及其分子量之大小、管壁污染的程度（相當於電阻大小）、基因的特質（天生的）及年齡等。舉例言之，血壓會隨著年齡之增加而漸增，因為人老化後，管壁逐漸鏽化，使管徑變小而使電阻增大，故需要以較高的血壓推動之，以維持正常的血流供身體運作，久而久之，因此種「需要性」就使身體變性，從暫態性高血壓變為本態性高血壓；又例如吸煙，煙中所含之有毒礦物質甚多，除了會污染管壁外，此雜質也會引起電阻增加，而其中之尼古丁又是很強之血管收縮劑，在在皆會引起暫態性高血壓，若積久成習，也將因需要性而變為本態性高血壓。

而喝酒後酒精會迅速的與肝細胞之粒腺體燃燒，由於血液中含有大量的肝細胞屍體須運送、電阻增加同上亦導致高血壓；另外肉食過多，血中含大量膽固醇分子，其體積大，分子量大，血壓自要升高，而且若過多未消化留在血管內就會阻塞血管、血行的電阻亦會增加，久之心臟就會被迫常以更強之收縮力來推送血液較易而形成高血壓；至於長期的憂鬱、緊張、興奮皆會經由交感神經而使節律點快速收縮，長久以往，亦會形成高血壓！筆者的父親就因煙不離手，每天藉酒澆愁，故罹患高血壓中風而亡！

治療發炎或氣喘病而長期服用腎上腺皮質素（即消炎藥）時，長期升壓結果，身體美妙的平衡系統被破壞，亦會引至高血壓；另當血液中含有血栓（成塊之血液，是血球、血漿蛋白、纖維原和其他血液成分之集合體）時，管道阻塞，阻力增加，亦會引起高血壓，此血栓流到腦部就形成中風，此外，**過大之血壓亦有可能使腦血管斷裂、形成中風，故血栓是中風症很大的禍因**；此外長期食用過多醃漬品者，由於人體若每天多攝取六公克之鹽，則收縮壓平均將增加５％至７％：「此乃因腎小管為了大量吸收鈉（食鹽為氯化鈉結晶），就增量分泌了腎上腺素而使血壓增高」，久之亦容易形成病態高血壓，故心血管疾病之保健在於減低臟腑、血道、氣道之阻值，使人體不須太大血壓即可運作，自然就可調降血壓了。

實際作法為：**(1)多運動。(2)減肥。(3)少抽煙、喝酒。(4)減輕壓力。(5)少吃鹽及醃製品、喝牛乳選低脂、禁吃冰淇淋。(6)少吃肉及含防腐劑、色素等食物，最好吃素食。(7)每天吃顆維他命E及C可防管壁硬化。(8)少發怒。(9)勿長期服用腎上腺素等升壓素，另利尿劑亦會提高膽固醇亦禁止長期服用**。至於高血壓之治療在食療上應多吃紫菜、海帶、淡菜；在穴道療上應多磨擦中指之心包經井穴：中沖穴。

另外，不管任何禪功，包括我所提供之禪臥功皆可降低血壓。筆者在大學時打坐不到三個月，血壓降低了十毫米水銀柱。至於高血壓患者，當有心悸，臉色不對時，請迅速壓按中沖穴並使患者躺下（以克服位能差，減少高血壓之必要性）或鼻下凹處人中穴可急救之。

長期的高血壓會使心臟長期的分泌心房利鈉素減壓，而最終會怠化了心臟使心臟無力，導致心臟病，但心臟病卻不一定會引起高血壓（有可能是壓力不足之低血壓或心力衰竭。）在心臟內的心肌上有二條血管稱冠狀動脈，可提供心臟所需之養分，除了心臟本身的發育不良、受損外，一般的心臟病是指長期冠狀動脈阻塞、或者硬化造成心力衰竭又或者長期肺病（如哮喘）造成心力衰竭。後天所引起之心臟病，大都源自於高血壓或長期服用某種藥物，所以治療法同高血壓，但若屬心臟本身器官不良，在平常可刺激小指內側心經的井穴：少沖穴，若心絞痛發生時，請迅速壓按此穴可止住心絞痛，若伴隨高血壓則亦躺下壓按中指中沖穴，一分鐘內可解除疾苦，恢復正常。平常練禪亦可強化心臟功能，減低心臟衰竭之機率。

（四）各種結石症

結石之產生乃是血液或尿中之礦物質，沈澱析出成固態結晶，如在膽內稱膽結石，在腎內稱腎結石，在膀胱內稱膀胱結石，此種顆粒結晶會阻塞膽管、尿道或膀胱而引起刺痛感，此時亦可視為相關臟腑的氣阻增大。各種結石症除了以禪功震碎結石及井穴療法養生外，嚴禁同時服用各種藥劑，尤其是西藥。而且應少食肉，多吃蔬果，因當血液呈酸性時，不管鈣、磷、鎂等會引起各種結晶，導致結石。

（五）抵抗養生術

電阻，日文曰「抵抗」，乃指對電呈特定阻力的物質，或者指阻力之大小。國父曾患胃病，初期藥石無靈，只得食牛乳、粥糜、肉汁等物，避食堅硬難化之物，初覺頗效，然半年後，病則日甚，胃痛頻來，幾無法可治，在日本逃難時會見高野太吉先生

（著有抵抗養生論一書），其治法與尋常西醫藥方迥異。尋常西醫皆令病者食易消化之物而戒堅硬之物，而其則反之，令病者戒除一切肉類及易溶之物，如粥糜、牛乳、雞蛋、肉汁等，而食堅硬之蔬菜、鮮果，務取筋多難消化者以提升腸胃對堅硬物所引起之刺激的抵抗能力，進而啟發潛能，遂從之而行，果得奇效；偶一食易溶物，病又復發，遂不得不戒除一切肉類、牛乳、茶、酒等易溶物及辛辣品，只吃硬飯、蔬菜及少許魚類、以鮮果代茶水，從此胃病積年舊症終於消除，國父感恩之餘，稱之為「實醫道中之一大革命也」！

此種抵抗養生論深含哲理：合乎「用進廢退論」。眾所周知：弱視症之治療乃先用眼罩遮住正常眼，而逼使弱視眼單獨面對環境，久而久之，弱視眼求助無門，只好自求多福，經一段時間（通常三個月後）就會因此需要性而產生變性，而視力逐漸增強，我朋友之子左眼原弱視，視力0.1經六月此種「用進廢退」療法，再加上右手少澤穴之電療刺激，現在視力已提高至0.8了。

此外，我有七位親友也靠著長期慢跑增加呼吸量以強化鼻子之功能，而治好了西醫束手無策的鼻病，此為「用進」之例。至於「廢退」之例則更不勝枚舉！例如西醫對哮喘病患施打支氣管擴張劑，因其內含腎上腺皮質素，它是一種升壓劑故增加了血壓提高肺活量，但此時人體卻因平衡性，故心臟會分泌心房利鈉素而降壓，久之，心臟之壓力長期維持在低值狀態就顯得無力，而終至心力衰竭；反之心臟病靠服藥而引起腎毒症的報導也層出不窮。

（六）建言：用進廢退論

「學如逆水行舟不進則退」，同理器官用之則會強化不用即退化，國父所提倡之「抵抗養生論」乃源自於：細胞會因需要性之多寡產生用進廢退（常用就會進步，不用就會退步）的現象，甚至演化變性。故可治好痼疾之道理，所以保健之道不外乎：「給細胞一個它必須面對的工作環境而非一個苟安的環境！」但要注意的是，改變環境的步驟請慢慢並酌量漸進式施為，以免驟變引發抗力過大造成傷害，那可真是「未蒙其利，先獲其害」了！

二、電容性

(一)杏仁核與壓力電容

將兩片同類質之導體平行分開一段距離，中間為空氣或介電質，然後將上片接於電池正端，下片接於電池負端，把開關接上時，上導體之負電荷將被電池正端吸引，而使上導體失去電子帶正電；電池負端之電子將被推至下導體，而使之累積負電荷，若我們把電池拿掉時兩導體上所儲藏之電荷以及其內的電場並不會消失，則稱此兩極片為一電容器。

人腦中「杏仁核」的功用為「情緒記憶的儲藏庫」，或可命名為「壓力容器」，不管是憤怒、恐懼、悲傷、驚訝、厭惡，甚至快樂都會傳至杏仁核，強化了深刻的記憶，而形成了「壓力」，即使當事件離身依然揮不開，似有烙印在身；此種特性就像即使將充電電源離開，電容器上的電荷也不會消失的特性相仿；此外，「壓力」也可經由鬆弛、發洩等反應加以減弱或消除，其理就如電容上之電壓可經由洩放電阻洩放掉一般。

「壓力」一詞已是一個通俗、泛濫、婦孺皆知的名詞，可是「壓力」的定義又是什麼？有一位叫漢斯．錫萊（Hyannis Sale）的專家將「壓力」定義為：當一個事件或源自外在的一種刺激而使人產生異於往常的行為反應，此時他會覺得生命似乎受到脅迫，而必須採取對策，就是面對或逃避或不理？於是他將花費甚多的能量來處理此事件（或刺激），此時我們稱此事件（或刺激）對他而言，存在（或形成）一種壓力。而當壓力形成後，人體在生理上、情緒上通常會有一種不舒服的感覺，我們稱之為焦慮不安。「焦」，代表人體精力被大量燃燒、快燒焦的感覺，「慮」，則代表會思慮對策因而憂慮。不安，代表一種不穩定狀態而呈現一種大亂度的動態並急欲整理此亂度、洩放此能量而使人體達於平衡的狀態。

實驗顯示：視、聽、嗅、觸覺訊息自視網膜、耳膜、鼻黏膜、皮膚傳到丘腦後會轉譯為腦語，然後兵分二路：如屬情緒性的反應（如焦慮等），為了怕緩不濟急，此訊息會立即傳到杏仁核（人腦內）而啟動自主神經，立即作出對策；抑或者大部分的訊息就送到大腦皮質層，進行分析與評估後再決定適當反應；壓力是一種事件臨身之情緒反應，它會刺激杏仁核的神經元而使人腦的記憶體強化該事件，宛如烙印在腦。即使事件過了，若無適當對策去「洩放」此件所形成之壓力，則此事件常常會被思憶起，而沿著神經纖維傳遞。故可將杏仁核視為儲藏人體壓力的電容器。

（二）壓力與生理反應

人體有二套神經系統，一套須藉由意識控制方可操作稱腦神經系統，含五官及關節等感覺器官，在感測訊息後經感覺神經纖維送至腦中樞，經判斷後再經由運動神經纖維使骨骼肌等動作；而另一套稱自主神經系統，不用經由腦意識判斷即可支配臟腑、血管、腺體、瞳孔、生殖器官等動作，可區分為交感神經系統與副交感神經系統二種，平常可以互相制衡以達平衡。但是在壓力下，交感神經的作用加強，心跳加速、血壓升高、瞳孔放大以應付外來之危機，同時丘腦也會影響內分泌系統，使各種荷爾蒙（包括甲狀腺、副甲狀腺、胸腺、腎上腺、胰島素、性腺）皆發生變化。

人體荷爾蒙分泌多寡是否適當完全靠腦下垂體所分泌之腺素來作修正，使得平常交感與副交感二神經系統能維持在一微妙的平衡狀態：例如人在緊張時，由於電性脈衝接觸血管壁使血壓增高，人會產生減壓需求，靠由回饋裝置，人體之心臟所分泌之心房利鈉素量就會增加，因而促進了鈉和水的排出，於是尿意、汗量會激增，使人血壓下降，故人緊張時特別想「噓噓」！但是此乃指的是事件臨身時的暫態反應而言；如果已形成了長期的壓力，那麼交感神經系統長期會被激化，相對的副交感神經會被怠化，此平衡態將會被破壞，就電子學而言，腦下垂腺的反饋修正信號就會反而變成了正反饋作用，而引發了一種類似寄生振盪的信號在人體內流竄，消耗人體各種能量，造成了腦神經衰弱或自主神經失調並影響了臟腑工作，產生病變。

（三）壓力與病變

科學家曾經作過實驗，將白老鼠給予刺激：如增溫、加壓、加噪音等給予其生存壓力，則會導致其淋巴球的數目銳減及其活性降低，也就是說：其免疫力降低了！另大衛・費爾頓與其妻子及同事共同發現：在人類自主神經系統的神經末端直接與免疫細胞有突觸狀的聯接，聯接點上的神經細胞，會釋放出神經傳導物質，而來調節免疫細胞，甚至會與其彼此互相交換及傳遞訊息。此外，當壓力在神經間傳遞時，會釋放出某些特殊的荷爾蒙：包括催乳激素、皮質酮、止痛劑、內腓肽、腦腓肽及腎上腺素等，而使免疫細胞的功能受阻，免疫力下降使人體擁有足夠能量去應付危機（因人體系統內總能量為定質），但如果**長期面臨強力壓力後，細胞將會因此被「教育」，經學習、記憶後就會將之視為常態而降低細胞的免疫能力！當壓力大至某程度時就會導致病變或生癌**，理論上已經證實的，常見的包括：心臟病（心律不整、心絞痛）、高血壓、氣喘病、胃（十二指）腸潰瘍、腹瀉、失眠、偏頭痛、腎虧及憂鬱症等精神疾病，甚至癌症（最常見胃腸癌）。

（四）去除壓力法

壓力，是源自於人五大需求未被滿足，是心鬆的反向名詞，當人體心情放鬆下，分泌的是類如嗎啡之激素，而在壓力下，人體分泌的是類如反嗎啡之激素，所以消除壓力的方法理論上不外乎促進腦內嗎啡之分泌而已。

所以對於不明原因之壓力，首先不妨閉眼，深呼吸後雙手揑住耳垂，約二十分後可讓激發生成的腦內嗎啡減輕壓力；然後望藍天、視綠葉，觸粉紅物質，吸收可寬心的光波能量，必可降低你的壓力感。

(1) 面對壓力

接下來，你必須坦然去面對壓力，逃避絕不能解決壓力，所以我們的對策首先必須是：⑴分析壓力來源。⑵對策下藥。依照馬斯洛學說人有五層次之需求如圖4，壓力就因需求未達某層次之滿足而產生的。依照馬斯洛學說在下層之需求達某程度滿足後，才會產生向上級之需求，而愈往上級，快感愈大。所以你不妨依層次由低而高逐漸分析，再設法加以滿足。

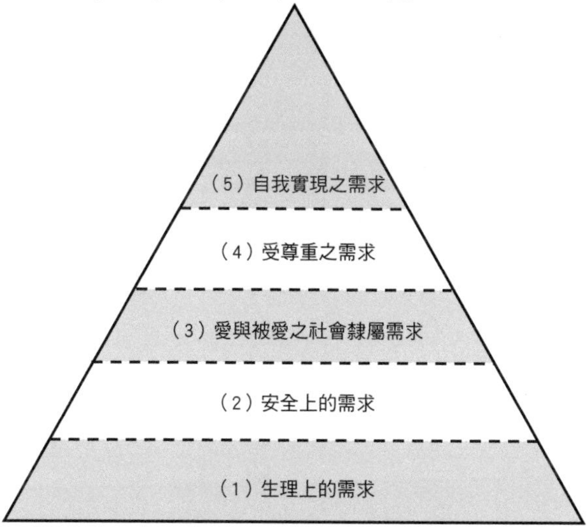

圖4　需求之五層次論

1. 生理上需求：其中以源自於食、色及睡眠三方面向為最巨大，故先依此三方向去分析。

當人飢餓時，例如飯前脾氣會變得非常暴躁，因為只有透過吃食，人才可能擁有生存下去的能量，當飢餓時，即產生「活不下去」之壓力，所以若感覺飢餓時，一頓豐盛之餐食可立解壓力。

當人體在面臨生命的危機感時，心中的壓力（包含肉體的疲倦度）超過某臨界點時，就會產生「必須傳承下一代」的迫切感，而經大腦將此指令傳至肉體上，會使性欲激增，此時只有透過圓滿性愛或自慰方能將壓力發洩。

因據實驗顯示：性愛會使腦內嗎啡的分泌量激增，消除壓力。要想享受圓美性愛可參考拙著《愛，要身體力行》。

人體內藏有保護自己免於受到傷害的機制，其中之一是透過睡眠，將白天的事情加以重覆展現，壓縮內容後儲藏記憶起來，對於「情志受傷害而產生壓力」的事件，則將之淡化處理，有些則轉化為夢將之消除掉；而且人體在勞累的作息後，也必須修補受損之細胞，而修補所需之生長荷爾蒙也只有在睡眠時才會分泌，（台諺：一眠大一寸）所以說：

當你發覺有壓力感而又有睡意時，請立即入睡，良好的睡眠是消除壓力之必要件。

2.安全之需求：在居家或辦公室內採用優良獨立的門鎖及防盜設施，可免除身體及財物受損之壓力；而空間的擺設位置不當或太過擁擠，也會使人產生壓力，故若對居住空間產生壓力時，請變換辦公桌、椅子、床等之擺設位置，而床舖宜平直，枕頭勿高並以南北向順地磁之方向擺設為佳，可防落枕，且避免人體細胞受地磁之影響而生壓力，產生慢性病變。

外出旅遊時請投保，並選擇信譽良好之旅行社及航空飛機，女性則請研習防身術，並隨身攜帶警鈴及噴霧器等以防色狼攻擊，遇襲時，請冷靜以對，拖延時間後報警處理。

3.愛與被愛（或隸屬）感：不管何種愛皆來自緣份，因緣份而生滅。失意當時覺得自己過不了，請把處理這段事件或感情的時間拉長，你會驚覺自己「輕舟已過萬重山」。所以用「微緩」原則（即微量而且緩慢的去改變感情的對象、態度等）將可減低來自感情的壓力。

而當你突然對某人有種失落感而生壓力時，不妨迅速離開現場之後在紙上書寫對方姓名後，一直打上╳符號（潛意識內代表毀了對方），然後將紙揉掉在腳底踩一踩，必可使心中好受些，再作三分鐘深呼吸閉眼雙手後捏雙耳垂二十分鐘，藉由腦嗎啡的分泌使人愉悅及放鬆會頓覺壓力減輕。

如果長期仍無法彌補之失落感，不妨尋找替代之人，而移轉您的感情發洩窗口。

4.受尊重需求：人只要自重，必會受大多數人所尊重。而自重之原則即是守倫常行八德（忠、孝、仁、愛、信、義、和、平）。

5.完成自我實現需求：自我實現需求位列人需求之最高階，如能完成自我實現之需求將可使人產生最大的愉悅與滿足感，即所謂的成功或成就感，此時腦內嗎啡的分泌量也是最多的，人體將會進入最愉悅的境界。

那麼，該如何去完成它呢？首先，必須訂定合理目標，再來是訂下實施步驟圖，然後是當機立斷，立即行動。然後還要每天追蹤、自我勉勵與檢討，再許以「（是否）盡力（來）論成敗，（以）成敗論英雄」之心態，而非光以成敗來評價自己的心態，盡一切可能去努力去實踐計劃。因為在努力的過程中，您也會享受到成就感分泌腦嗎啡產生快感抵消壓力；所以如果你盡力了而仍失敗，挫折感所引起之壓力將會較輕。

（2）轉（溶）化壓力

另外一種消除壓力的方法，是去轉（溶）化壓力。因為也許某種原因使你無法在短時間內消除某事件所形成的壓力，那麼此時不妨試圖去轉化它，也就是說「跳脫」到另一種情境中去製造愉悅以消除壓力。

（3）遠離壓力源

有時壓力太過巨大讓你無法在短時間內釋放或轉化，那也可以考慮遠離壓力源。也就是說搬家、轉校、出國散心或移民。避免落入失落的時空內易睹物思情而更加傷感。

人常說睹物思情，其實不僅是睹物，當任何人位處在某個傷心之地時，人腦會自動進入該環境之「位址」中，於是在此環境位址中之所有資料：「記憶」會自然浮現，壓抑不得，於是人自然會顯得急燥不安。所以若壓力過大使你寢食難安，不妨考慮轉換空間，遠離（至少暫時）壓力源。

（4）製造快樂源

當同類能量接觸在一起，就會產生加或減之效果；而壓力的同類型相反的能量，即為快樂。所以若是經過發洩、轉移、遠離之對策後，仍無法完全除掉壓力時，可設法製造快樂，藉快樂所引發的腦嗎啡大量分泌效果去融合壓力。

當人完成自我實現且被人肯定時將是最愉悅的，即「受讚美」最使人快樂，所以最簡單的製造快樂的方法，即是作件讓人讚美的事，而有情有義之舉或行善是最易受到讚美的，所以當你壓力臨身時，請立即做件有情有義之事或行善，當受讚美的同時，腦嗎啡會大量分泌，讓你肢體放鬆、心靈快樂，可有效消融壓力所產生之不適感。

即使一時想不起來該做何事，那麼不妨到回憶裡去找材料；坐下來，深呼吸三分鐘後閉上眼，去回憶你「一生中最快樂的事。」想著想著，你會重新進入當年快樂的情境，腦嗎啡分泌激增的同時，你也會頓覺壓力一輕。

（5）馬上行動

「心動不如馬上行動。」不管有多好的理想、目標、計劃、方法，甚至命格，如若沒有立即動手去作的話常常會錯失良機，所以有任何好理想出現就請你馬上行動吧！可千萬別光想而不行動喔！祝你成功！

（五）人生啟示

大電容才能充滿大電荷，所以要有寬廣心胸才能成就「有容乃大」；此外，電容上之電壓不會突然改變，所以被用來吸收突波，我們的做人處世也要學電容器，即平穩祥和的去過生活；此外，就像檢修電器時，須將電容器短路已將其內所帶之電荷全放電掉歸零般，做人際溝通時也應先將自己之心態歸零，才能夠減低來自人際的壓力，做好溝通。

雖然消除壓力要先學會放鬆，但據研究顯示：「適度的壓力」才能使人有最大的成就，而**適度的壓力即為量力而為的自我期許，是一種有生命活力的自激振盪**，但若越限，則會變為消耗能量之寄生振盪，二者差異只在一線間，願讀者能讓自己的生命充滿希望且付之耕耘，而不是充滿妄想只憑添生命壓力，但願你能快樂健康圓滿的享受人生之旅！

三、電感性

（一）腸胃之電感性

電感器俗名叫做線圈，當把導線（體）圍繞成圈後就形成感電物質即電感器。推而廣之，只要是外觀類如圓圈狀，而又可通過電流（含生物電流）的皆可視為電感器，例如人體之大小腸等。

電感最主要的特生乃是經由電流或磁場通量的變化產生感應的電壓。其過程中有電場磁場的交相變動（電生磁，磁亦生電）所以兩者是符合「對偶律」的元件，故電容與電感彼此是對偶元件。而電感之所有特性也與電容性呈對偶性（見對偶性章節）。

（二）人體之電磁場

人體氣場就同於以頭頂百會穴及尾椎底之會陰穴為端點的偶極子力場，源於人體內之大小腸呈圈狀繞行，又有生物電流運行，故形成了沿人體中線的力場及向外放射的能場，磁再生電，電再生磁，電磁交生彼此呈垂直向互相循環形成人體氣場。（見潛能醫學篇圖10。）

（三）分床睡以保有好的睡眠品質

有位長官夫人年屆五十，卻猶如雙十年華，原因之一乃其夫婦有獨立床位，分床而眠；已婚之人若出差獨自睡眠時，一定會發覺早晨一定起得早，且精神百倍，乃因為躺睡後身體無他人並列所形成之電磁場干擾之故。當然，此處分床而眠指的是睡眠時，而非睡眠前的任何「活動」。另睡覺時也不要把手機充電或置於床前，以免強烈電磁波干擾睡眠。

（四）南北躺睡較長壽

中國有桃源村，平均年齡八十歲以上，而該村民皆南北躺睡。另據實驗顯示，許多慢性病患將睡覺習慣由東西躺睡改為南北躺睡後，諸多慢性病也皆不藥而癒了！此乃因南北極是磁極，故形成了一由北至南的地球磁場，當人南北睡時，是順著地磁，若東西躺睡時則是反地磁，此時您將無法「溶入」宇宙中吸取能量，反而因宇宙能量之干擾而妨礙了人體生理機能的運行；所以若希望長壽，建議實行南北躺睡，必有妙效。

（五）守鈍安享天年

由於腸胃道呈曲狀，具電感性，最容易被緊張、壓力及驟喜驟悲等突變的電性脈衝所誘起的巨大反抗能量所破壞，其狀猶如瞬間急速切換開關而破壞燈絲般。所以求好心切等壓力過大之人易致腸胃病。

享年八十八之醫界的大家長魏火曜，他的養生哲學為「運」、「鈍」、「根」三字。「運」指的是時運、氣勢，「鈍」指的就是平順不尖銳，「根」指的是要有原則、耐心、心不飄浮、有禪境。而守鈍之人鋒芒內斂不會咄咄逼人，不易受刺激，也不易生氣，常笑臉迎人，圓滑處世，自可安享天年。

（六）臍密功治腸胃不適

道家有種臍密功可緩解頭鬱悶、腸胃不舒服或飲酒欲嘔。在施為後的一刻鐘可見效，其法為：閉眼盤坐後，想像從肚臍吸入一口氣後，再觀想所吸入之氣以肚臍作圓心，繪圈圈逐層向外向周身擴散之後，由嘴或鼻吐氣。

經由此意念引導的「磁圈化」效應，可以整理我們身體的磁電場，調節我們散亂的氣場，吐出廢氣或酒精等而緩解了上述疾病。

四、諧振（共鳴）性

（一）諧振與共鳴

諧振，顧名思義，是一種諧和的振動，是一種耗能最少的波動傳遞，由於其耗能最少，故可將能量傳遞最遠處，它也是一種最美妙的波動。同於物理學上之共鳴。

也就是說，在某頻率下，電能與磁能發生共振現象，電能轉化為磁能，磁能再轉化為電能，電磁能互相等量激盪結果，產生了一奇妙現象，電磁能之元件（電容與電感）並不會消耗能量，而且理論上可以將輸入之電磁能作無窮盡的放大（當超導體繞成線圈時）。

（二）諧振與禪臥功

在我的書：《現代養生管理》、《向疾病說不》及《愛，要身體力行》中曾再三提到由筆者研發，改良打坐與跪禱的一種養生祛病的功法：「禪臥功」，事實上即是一種（入）禪臥（態）下的一種（諧振）功法。圖5乃其姿勢圖，茲介紹如下：

在閉眼閉口閉耳（以棉花塞入耳中或聽而不覺）下，將身體仰臥躺下，左右二手指尖相抵或合掌，收縮兩腿而使腿之底部並合接觸（以放鬆自然而能作最密切接觸為原則，即使兩腳底部併合間稍有空隙，亦大可不必在意，因為該空隙相當於一平行對立之

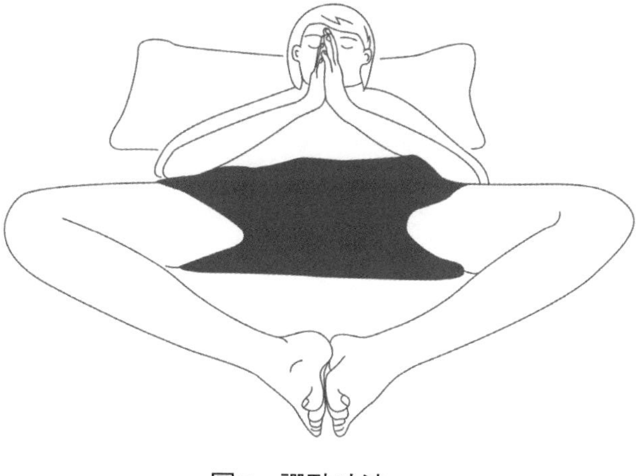

圖5　禪臥功法

電容器，亦會有位移生物電流流經其間。）此時兩腳會自成一幅度。

接下來，我們將全身放鬆、入靜、自然、用「心眼」觀看人中（鼻下中凹處），如果身體有明顯病痛處，為迅速治好病痛，亦可改為意守病痛點處。

禪臥功法最好順地磁方向躺臥，較易發出強大氣功場來治病，即最好南北躺臥較東西躺臥為佳。當氣行肢體後快則數分鐘、慢則二十多分鐘，會覺四肢百骸順暢和通，全身會因諧振產生自發功現象，有全身手腳頭皆擺動振盪者，有光是手腳或只手或腳擺振者，有的因經絡阻塞或未達入靜，以至人體氣場迴路阻抗太大而致引發之諧振現象振幅太小而未能感知（極少數人）者。其頻率約在每分鐘數百次，是人體生命波（α波）的亞諧（振動頻率為一半）波動，此擺振有其週期性，即自然擺振一段時間後會自然停止，然後又再度擺振，週而復始。

據讀者反應，**每天實施禪臥功法一次，可百病不侵，並且治好五臟六腑的疾病及高血壓症（因為氣通後，全身氣阻減小，故可治高血壓）**，而且隨時精力旺盛，若在臨睡前為之，更可使全身暖和，酣然入睡，亦可治失眠症。

人體內空腔（如骨頭空隙等）宛如電容器，人體內也不乏組織如大小腸等其形狀如圈狀宛如電感器，人體之左右為正負極，接通左右手腳等於接通迴路之基本生物電流，閉六識眼、耳、鼻、舌、身、意等於讓身體進入一密閉迴路體系，而躺下放鬆、心無雜念，可減少地心引力及干擾，即為將身體之「直流」阻抗降至最小較易起共振發動，此時身體自會引發一被身體之總電容量及總電感量之諧振效應所導致之振盪現象，而引起身體的自發功場，疏理了經絡、刷新（Refresh）了人體所有血脈，強化了人體氣功場，故可治百病。

五、迴路（通道）性

（一）經絡與穴道

人體所含之電性血漿會在電流流通路徑的垂直平面上產生磁場，各點磁場又引生另一垂直平面之電場，於是在與電磁場皆垂直之方向上即產生了電磁波傳播，故稱氣血。氣血運行之路徑稱為經絡。明朝李時珍由靜坐內視繪出了經絡圖，日本中谷義雄博士也將身體上容易導電的點連接起來稱良導脈，恰與經絡相同。羅馬尼亞之提博魯博士也曾把同位素鎝九十M注入人體也顯出經絡的方向。但只有變動的（活的）生物電流才能產生變動之電磁波場，故想由解剖的死人軀體找出經絡如緣木求魚。這也是西醫內沒有經絡學說的主因。

電學上二股以上電流相接點稱為節點，其電阻最小。而人體經絡之相接點即稱為穴道，穴道偵測器即利用「穴道之電阻最小」的原理而設計。由於能場交會產生渦流在皮表下產生凹陷，故人體之穴道即在凹點。台灣高雄醫學院曾以放射性同位素造影，顯現出針灸的穴道位置，並已拍成照片。在入靜態以數十毫瓦之雷射（激光）照射穴道，會出現氣血走行之方向藉以描繪實體的經絡系統的研究亦正進行中。

（二）十二正經八脈

人體有十二正經八脈，人體內之六臟為心、肝、脾、肺、腎及心包絡（提供心臟跳動之能源中心，自有氣血經脈，在中醫上又自成一臟，故稱六臟），其功能為儲、運等「被動性」功能。其主要內涵之物質具固定不變性，在中醫上屬陰，故又稱陰經。

而六腑為胃、大腸、小腸、膽、膀胱、三焦（內喉至頸稱上焦、由頸至胸稱中焦、胸下腹部稱下焦，合稱三焦），其主要功能為消化、傳運、吸收、排泄等「主動性」功能。其主要內涵物質隨著人體進食時辰而隨時在變化，中醫上屬陽，故又稱陽經。

妙的是陽經大部分布於手足外側，照著陽光，俗稱向「陽」，陰經大部分布於手足內側，俗稱向「陰」。當人體飲食後，經胃腸吸收、精氣蒸發上升至肺，由肺始，經過十二正經後，營養五臟六腑及肢骸。

十二經脈，內始於臟腑，外終於支節。陰經屬臟絡腑、陽經屬腑絡臟，行經手腳，各有陰、陽三經，即手腳各有六條陰陽經，總計十二條經，合稱十二正經。

它們分別被命名為手太陰肺經、手陽明大腸經、手厥陰心包經、手少陽三焦經、手少陰心經、手太陽小腸經及足太陰脾經、足厥陰肝經、足陽明胃經、足少陽膽經、足太陽膀胱經、足少陰腎經。又被簡稱為肺經、大腸經、心包經、三焦經、心經、小腸經、脾經、肝經、胃經、膽經、膀胱經、腎經。十二經各有其迴路，週而復始。

十二經外另有八脈，乃指任脈、督脈、沖（衝）脈、帶脈、陽維脈、陰維脈、陽蹻脈、陰蹻脈。其中較重要者為任督二脈，任脈督導全身六陰經、督脈督導全身六陽經，任督兩脈皆沿身體中線分布。

任脈，「任」者，人體陰脈之總任（統理）也，「督」者，人體陽脈之總督也，陰陽必相交，下則交於陰門與肛門中間之「會陰穴」，上則交於唇間。

督脈由會陰穴始，沿著脊背上升至頭頂百會穴再下顏面至「人中穴」止，再轉至上唇內側（人中穴後側）與任脈相會；任脈自唇內側之齦交穴起，沿腹部中線直下至會陰穴止。

（三）井穴治療理論

由於穴道如電路上之節點，節點上有來自各源流的電流，亦有最低的電阻值，若改變節點上各零件之阻值，則會影響整個系統的電流與電壓變化。如果該系統是個自動化系統，在感測器上一定會感知這變化，而將該變化送回「反饋」（輸出端送信號回到輸入端稱為反饋）回路，此時系統會自動發揮調整的功能，而使其恢復正常之功能狀態。

同理，若當臟腑的功能異常，或者電阻抗（臟腑通道對氣血的阻力）隨著氣血道之曲度、寬窄等發生變化時，匯流於穴節點上的人體生物電流也會發生變化。透過神經網路，此變化訊息會傳遞至人腦中樞神經，感測到痛覺，並發出異常信號，進而在相關經絡上傳遞。由於穴位恰位於交點，故會偵測到並潛藏著這信號。因此當生病時，若壓按之會出現痛感。且若此時在相關穴位加以針刺、灸燒、指壓、按摩、意守，貼磁力絆，或與細胞對話，產生「反饋」信號，人體就會開始自動調整內分泌或進行細胞修補工作。

由於人體穴位繁多，位置遍布全身，記憶、尋覓不便，而所有的井穴正是經絡的井源。且妙的是，它們皆分布於手指、足趾的旁端，最易被搜尋、記憶，尤其手指的井穴：少商、商陽、中沖、關沖、少沖、少澤正是「金庸」小說內的六脈神劍，更憑添戲劇色彩，故為作者所採用、推廣去作治病點。並且依照能量第一定律，人系統總能量為定值，所以若為了集中能量，加速療程，應閉眼放鬆讓腦波出現 α 波以進入修護狀態，發揮潛能。

（四）科學依據及報告

英國的生理學家亨利．赫特實驗證實，當人體組織及內臟異常時，會透過與脊椎、腦部有密切關聯的神經而引起肌肉及皮膚上的各種變化。

各種科學實驗也已證實，在身體表面的某部分給予刺激，刺激即會傳至脊髓或腦神經中樞，並由該處再反射至相關的內臟或其它組織，產生各種知覺運動，且心肺氣血等循環系統及內分泌都會隨之發生變化。此即以針刺、灸燒、意守、按摩、熱吹（熨）法來治病之理論基礎。

古籍即有「十井穴瀉血以治中風」及「少澤穴瀉血可治白內障」的記載。今之醫界更不乏有諸如「針灸少商穴以治療或急救哮喘等肺部病變」的實例報告及記載，壓按「少沖穴」的急救心臟病痛亦為人所熟知。

克里安先生曾採用高壓照相法，也在人體之手足十指趾之井穴出現環形紅色氣暈場線，而且如人體健康則此環形氣場無缺口，若有缺口，即可找出了相對應之臟腑病變。

中谷義雄博士所發明之良導儀，乃藉由十二經絡之氣血阻抗值之大小，以測定離平均值之大小來歸類二千人以上之病變分析。目前藉由十二原穴（位於手足之腕掌或關節處）的平均電流之大小測定之健康檢查也在中醫院之間流行著。圖6為遠在西元前二千三百年，古埃及第三王朝時，就曾發現的一位埃及醫師的墓碑上，已刻有二位醫師分別為病患搓捏手指足趾治病之刻圖。

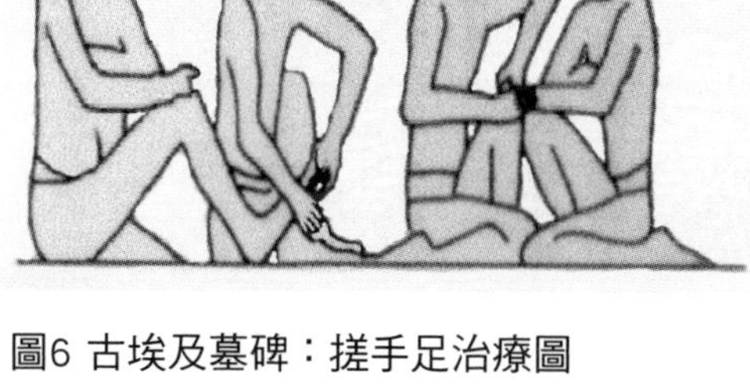

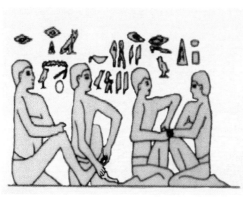

圖6 古埃及墓碑：搓手足治療圖

（五）井穴療法

水出處為井，井穴乃十二經絡之始終點。圖7、8為十二井穴之分布點。自療時，可先依染患病變的種類將之歸類，以找出是哪個經絡系統故障。簡言之，肺經管呼吸系、大腸經管大腸及牙齒、心包經管血壓、心經管心臟、三焦經管淋巴免疫系（含鼻喉）、小腸經管小腸系及眼系、脾經管脾胰及血病、肝經管肝病（含肝性痛風）、胃經管胃病、腎經管副腎激素（即精力、性力）、膽經管膽病、膀胱經管泌尿及生殖系統病變。

然後依圖找到對應之井穴，先搓揉之，找到反射痛感處之穴位，初始痛感與病變程度成正比，實施搓揉、貼絆（針灸絆或益力絆）、激光照射或吹風機熱吹穴位之無痛無痕之療法，必可逐漸改善病情。如採搓揉法，穴道痛感會逐漸增加，代表治療進行中，此時相關臟腑會相對的、連動的感到逐漸舒服，等過了最高點，反射痛感會逐漸減弱代表痊癒過程，直至一段療程（也許數分也許數天，視急病或慢病而異）或數段療程後完全不痛了，代表你已重獲健康。

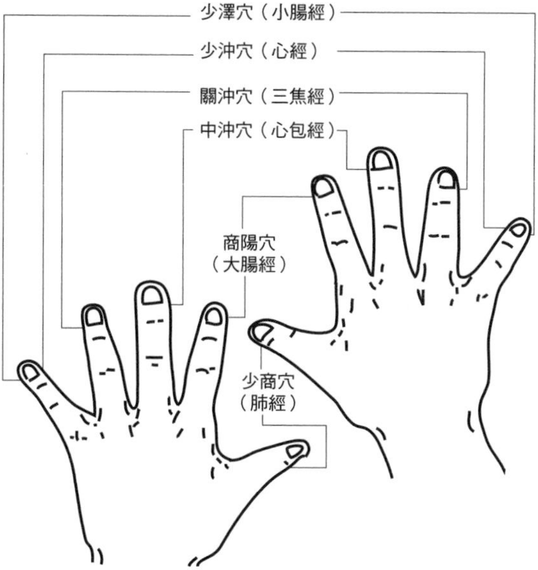

圖7　手井穴圖

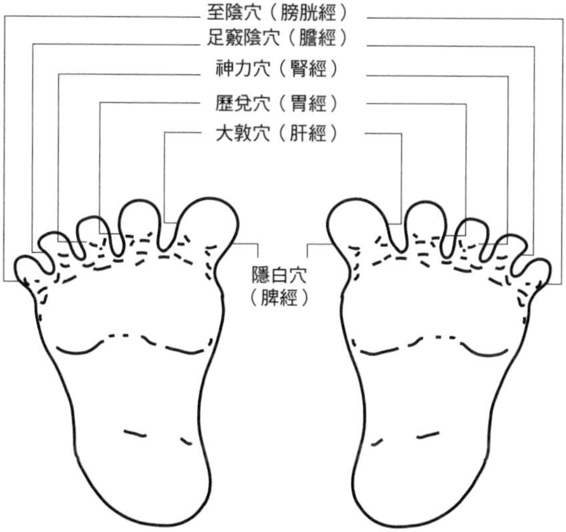

圖8　足井穴圖

較詳細之疾病分類如下：

先談井穴。

◎**少商穴**：大拇指內旁後側凹陷處。肺經井穴，主治肺系毛病，諸如肺病、鼻炎（流鼻涕）、哮喘、呼吸微弱、窒息、缺氧昏迷、感冒。

◎**商陽穴**：食指指甲旁後側凹陷處，靠大拇指邊。大腸經井穴，主治大腸炎、便祕。由於大腸經行經牙齒，故亦可治牙疼。

◎**中沖穴**：中指甲旁靠食指旁後側凹陷處。心包經井穴，主治高低血壓、心悸（心跳過速）。

◎**關沖穴**：無名指甲外旁後側凹陷處。三焦經井穴，主治感冒發燒、喉嚨痛、咳嗽、流鼻涕等上焦淋巴系統病變，亦可治頸椎變形。

◎**少沖穴**：小指指甲內後側凹陷處。為心經井穴，主治心室缺損、心室雜音等心病及心絞痛。

◎**少澤穴**：小指甲外旁後側凹陷處。小腸經井穴，可治小腸炎（腹瀉）。由於此經亦上行至眼角旁之睛明穴，亦可用來治近視、白內障等所有眼疾。

◎**隱白穴**：腳拇趾內後側凹陷處。脾經井穴，治脾氣不佳、焦慮、緊張、暴躁、腳冰冷、口乾舌燥。因脾管氣血生化，故亦可治失血病：如咳血、吐血、鼻出血、胃出血、子宮出血、直腸出血等出血症。另可治糖尿病及痛經。

◎**大敦穴**：腳拇趾外後側凹陷處。肝經井穴，可治療肝性疲勞、肝病及夜尿（肝腎功能不佳），因其經大腿內側，故亦可治大腿內側之疼痛。

◎**厲兌穴**：腳次趾外旁後側凹陷處。胃經井穴，可治胃病、胃痛等。

◎**足竅陰穴**：足第四趾甲外旁後側凹陷處。膽經井穴，可治膽囊疾病（患者音調高昂、眼中無光采、吐酸苦之黃水、舌苔黃膩、面無光采。）因為此經脈通過身體側面亦可治身側痛感，膽囊乃儲肝所分泌之膽汁、解毒兼消化，亦與血醣濃度有關。若膽經病變亦會引起失眠，故此穴亦可治部分的失眠症。

◎**至陰穴**：足小趾外旁後側凹陷處。膀胱經井穴，主治膀胱無力、小便不暢、頻尿、血尿及生殖系統病變，如生殖器官發炎。由於此經通過身體背部各臟腑之俞穴，俗曰：「新病求之俞。」久之，新病亦可能導致其它臟腑病變。若有病變但卻在其它井穴找不到疼痛之反射穴點，可一試此穴。俗云：「墊腳跟小便可強腎。」乃因墊腳跟時刺激了至陰穴之故。

◎**神力穴**：在足中趾甲旁側。乃腎經井穴，主治性激素疾病，含手足冰冷、性冷感、腎虛、陽萎、早洩等疾病。另有一說為足心之湧泉穴為井穴。

（六）手指足趾搓揉治百病

如果你不知身體的哪個器官病變（非筋骨或神經性病變），只覺不舒服，只要試著以手指搓揉左右手指足趾旁的兩側，必可發現十二個井穴中至少有一個出現痛感（若諸病纏身，則會有數個反射井穴點出現痛感），你就找對了身體潛藏的治病點，只要每天搓揉井穴一刻鐘，經過一段時間後，必可達到治療效果，而消除痛感也等於消除了疾病。此法相當簡單卻收效宏偉，且讓我們一起從今天起推廣這「搓手指足趾」運動，輕鬆的擁有健康吧！其它易發現的奇穴如下：

◎**人中穴**：位於鼻下凹槽處，是督脈之井穴它可復始人體一切不正常之氣血脈動，包括微血管流血、抽筋、熱痙攣、羊癲瘋、馬上風、昏眩（含暈車、船、飛機）、心頻快速、血壓異常…等。當你面臨上述狀況或飛機起降時迅速急按此人中穴，注意此時最適宜採用壓按法，因可即時搶救亦不須任何器具。亦即是，人中穴可復元「氣血」。

◎**會陰穴**：位於陰道與陰門之間，可視為任脈之井穴，它可復始人體之精元回流，重按時可避免男子在性興奮臨界時失精，因此時精液會反射逆流回膀胱，猶如射擊空包彈般。妙的是，輕撫會陰穴，可激發性欲、治療冷感症，而以雷射（激光）照射會陰穴也確可治療陽萎早洩，亦即是，會陰穴可復元「精元」。

◎**勞宮穴**：位於手掌心中間凹陷處，可止心煩氣燥，收定心之功。

◎**湧泉穴**：位於足心前掌中凹處，白天壓按可湧出生命之泉，精力百倍，晚上壓按，可使人昏昏欲睡，治失眠，類似電路上之正反器功用，可依人體需要而作自行調節設定。

◎中脘穴：位於兩乳中點A與肚臍點B連成一線之中點，可解腸胃不舒服，若每天熱吹半小時或貼絆，可強化腸胃功能清除便祕等宿疾。

◎關元穴：位於臍正中下三指平行合併凹處，為竅生死竅，孕婦不可採針刺，可治月經不順及泌尿生殖病，每天熱吹三十分，可不畏寒暑，累日不飢，神彩豐潤，精力滾滾，九十歲仍一尾活龍。月經來前一天貼一塊磁力絆，可免除經痛。

◎足三里：膝蓋骨下外側三寸（四指合併）處，可解膝腿無力及止胃疼。古云：「行百里前必灸足三里。」登山前熱吹三十分鐘保證腳力激增。

◎崑崙穴：位於腳踝後凹處（腳踝突出有如崑崙山），凡筋骨受傷導致的痠痛、僵直及落枕、手臂無力等，刺激此穴數分鐘內可解；若骨傷，須每天刺激此穴三十分，則數日內可治。

另外，臟腑本身有左右側，故反射井穴亦有可能在左右手足。而且交叉神經經人體中線在頸上之延腦分歧，故頸以上病變反射痛感左右對稱，頸下則否。

（七）中風的預防與治療

中風高占死因排行榜第二位，在生活保養上除了少脂肪多醣（腦細胞能用的唯一營養為葡萄糖）及深呼吸，以減少血流阻力及強化腦細胞外，以下介紹一種方法可大量減少病變。筆者曾追蹤數十病例（包括家父及親人），在病發前，都曾發生車禍、跌倒等使腦部受到撞擊之事發生，由於此時腦部可能只有小微血管破裂，即使照X光若無以放大鏡觀看也不易被察覺，久之擴大形成大腫瘤，腦壓一大就破裂形成出血性中風．當血壓突然上升就使腦血管破裂，不能使腦支使身軀動作，形成腦中風。所以中風之主要防止發生方法為：當有頭部受撞擊情況發生時（簡單如車禍或練柔道、或跌倒）之第一時間，必須立即壓按唇下凹陷處之人中穴，可防範包括無法目視的腦微血管出血。

若瞬間已不省人事，即須啟動人體進入自動修護的機制。如前所述，當人體在井穴上給予刺激時，啟動了相關經（網）絡上之修護機制，人體有十二經絡，計有十二井穴，若在十二井穴上皆給予刺激時，即代表整個人體皆出現故障，臟腑不能執行應有功能，意即腦細胞出現問題，人體即會進入保護生命的自動修護機制，可迅速治好病變。

一簡易治中風方法為：別移動病體，迅速找來針（加熱消毒更佳）先刺入手之十指十二井穴（若只單邊，左身不動刺右，右身不動刺左），再刺足之十二井穴（由於手足井穴具對偶性，通常刺手井穴足矣），擠出一、兩滴血（此謂瀉血），病人將迅速清醒。

古醫書「乾坤生意」記載：「**凡初中風卒暴昏沈，痰涎壅盛不省人事，牙關緊閉，藥水不下，急以三稜針刺諸井穴，使氣流流行，乃起死回生急救之妙穴。**」

二〇〇五年秋，筆者曾教導學員自行以綿針刺十二井穴治好其半身不遂。一九七九年二月二十八日台灣的逢甲學院一位劉教授亦以此法治好陳╳╳主任之中風。

（八）阿是穴

人在痛苦時皆會發出「阿」聲，「是」者：「處」也，所謂阿是穴即是當壓按時會出現酸、痲、痛感而叫出阿聲的穴道，即反射痛感之穴道。井穴也歸類屬於阿是穴之一種。除十二井穴外，筆者整理了易尋、重要且包括了人最易遇到的疾病的阿是穴，短時刺激可急救，長時刺激可發揮潛能、收治療之功。

◎**合谷穴**：位於大拇指與食指合縫處（虎口），可止牙疼，助便祕。

◎**少 商**：井穴，可止哮喘。

◎**中 沖**：井穴，可止心跳急速及血壓異常（此時臉色會出現異常）。

◎**關 沖**：井穴，可通鼻塞、除流鼻涕、治鼻喉炎及感冒。

◎**少 沖**：井穴，可止心痛、治心臟病。

◎**少 澤**：井穴，可止拉肚子（搓十分鐘左右）、治眼疾，經驗光師實驗證明：每天搓揉少澤穴三十分鐘後，近視度數減約五十度，以三月為一期（化暫態為穩定態），可一期減少五十度。

◎**隱白穴**：井穴，可止經痛，經期前貼絆，可防經痛。可增脾胰功能，減緩糖尿病發作。

◎**大敦穴**：井穴，可解酒、昏沈欲睡、治肝病。

◎**厲兌穴**：井穴，可止胃痛，治胃病。

◎**神力穴**：井穴，可提神或治失眠。主治陽萎、早洩、冷感。

◎**足竅陰穴**：井穴，膽炎或膽結石或切除膽囊者宜常刺激此穴。

◎**至陰穴**：井穴，可止血尿痛苦，治尿道及生殖系發炎、頻尿。

◎**行間穴**：位於大拇趾與次趾合縫處，可止頭疼。

◎**崑崙穴**：足踝外側凹處，治筋骨無力痠痛及病變。

六、對偶性

人體的細胞為電性血漿，它擁有電子之對偶特性並不稀奇，妙的是人體內的氣血通道：經穴亦呈對偶性，中醫病症之虛實亦呈對偶性，諧振亦為電偶能量，更由生命能源α波的諧振而衍生出氣功之巨大能量。本節針對理論建構與實行法提出創新的對偶性電子醫學理念。

當某兩物呈現相反性、對稱性、相依性，而且當兩物等量並存時，可衍生一美妙能量時，稱兩物具對偶性；若是事件，則若兩事件之間呈現相對且相依時，則稱兩事件具對偶性或對偶關係，將某個敘述之所有量改為對偶量，則此種敘述稱為對偶敘述，而所謂對偶定理即為「假設某敘述為真，則其對偶敘述必為真。」

人體有十二經絡，肺經經過及掌管的是呼吸系統，其內痛感穴道反射的是鼻炎、喉炎、支氣管炎及肺炎等症，而若由「吸入氣體」之對偶敘述為「排出液體」可知其對偶經絡為「膀胱經」，因膀胱經通過掌管的是泌尿及生殖系統內的臟器，包括腎臟、膀胱、輸尿管、及生殖器官等，乃「排出尿液及精液」之器官。其內穴道痛感反射的是膀胱炎、尿道炎、血尿、生殖器發炎等症；大腸經通過掌管的是消化系內的大腸，而由「消化液的出口」的對偶敘述「解毒液（膽汁）的入口」，可推論出大腸經的對偶經絡為「膽經」，所以由「大腸液呈現酸性」可推出「膽液呈現鹼性。」

由於大腸經通過大腸外並通過牙齒，故其內穴道之痛感反射的包括大腸炎、拉肚子及牙痛、牙病等症，而膽經則通過膽並掌管膽之功用，其內穴道痛感反射的是膽結石、黃疸、膽炎等症狀；此外心包經則通過並掌管心臟之節律收縮，是「心的能源供應中心，可分泌減壓激素。」而由其對偶敘述「腎的能源供應中心，可分泌增壓激素。」可知心包經的對偶經絡為「（副）腎經」，因為副腎乃位於腎臟上方的腎上腺體、呈三角形結構，可分泌多種激素，以調節交感神經、血醣濃度及尿中鹽之濃度，且與性能力有關，故可以視為「腎的能源供應中心。」所以說西醫上指的「腎」其實是指「副腎」而言，而副腎所分泌之激素：腎上腺皮質素確實會使腎臟提高鹽分（氯及鈉）的吸收，增高血壓。

心包經的穴道反射的心臟跳動所引起之功能異常，包括高血壓、低血壓、心悸、以及心頻快速、心臟無力、心臟衰竭等症；而腎經所反射的則為「性冷感、肢體冰冷、陽萎、早洩。」等症。

三焦經則是指西醫上之淋巴系統而言，由於淋巴多聚於喉結內，故此經絡反射的是免疫系統失常之病變，如感冒、鼻炎、喉炎等，而喉係位在「養分之通過處」。由其對偶敘述「養分之停留處」，可知其對偶經絡為「胃經」。

心經掌管及通過心臟，故其穴道反射的是所有心臟病之症狀；包括心雜音、夜間頻尿、心悸、目眩、胸壁痛、心跳（脈搏）不整、心痛等。而心臟乃「清潔血液之處理中心」，而其對偶敘述即「毒化血液之處理中心。」故其對偶經絡顯然為肝經，因為肝臟是專司有毒物質之處理。

肝經通過及掌司肝臟，故其穴道反射的是肝炎、疲勞易倦、黃疸、肝硬化等症。

小腸經通過小腸，故其穴道反射的是小腸炎、拉肚子、盲腸炎等症。由於其又通過眼睛，故又反射眼疾如白內障、弱視等。

一般拉肚子時，在症狀上很難判定到是小腸發炎或者是大腸發炎，此時有一方便的方法加以區別，即是以手揉按食指商陽穴及尾指外側少澤穴，比對何處有痛感，左右手指一起試驗。若少澤穴有痛感，代表小腸發炎，若商陽穴有痛感，代表大腸發炎。

由於小腸係「酵素處理中心」，而其對偶敘述則為「酵素產生中心」，故小腸經的對偶經絡為「脾經」，因為脾即胰也，負責分泌胰島素等酵素群，乃氣血之生化中心，故脾（胰）經之穴道反射的是有關氣血之病，包括脾氣大、糖尿病、以及痛經等症。

十個女人九個經痛，有經痛症者，在月經來前數天，除了關元穴外亦可於脾經井穴：隱白穴上一塊磁力絆或益力絆（西藥房有售），可免除痛經症狀。

（一）井穴對偶與虛實辨證

中醫常談病症之虛實，「虛」則「補」之，「實」則須「洩」之，例如洩心火補元氣，但虛實只是表徵，強弱失衡才是內因。

一般的虛症，泛指呼吸微弱、聲音低弱、氣怯倦怠、食慾不振、四肢乏力、脈息微弱、肌膚枯槁、唇色灰白、夜熱盜汗。而一般的實證泛指氣喘、腹熱、噯氣、腹瀉、痰多、舌色紫暗、便祕、胃病等。

日本中谷義雄發現，人體中有一條最易為電流通過之通道成一循環。其中導電性強之特殊點稱為良導點，而這些點會有系統的形成一定的排列路徑，此即良導脈，而當微弱的直流電流通過這些通道時，會產生刺激而激發潛能治病，此即「良導脈」療法。而比對下發現良導點即穴點，良導脈即經脈。

中谷義雄並將良導脈測定點定為十二點（見圖1）用以測定疾病類別及診療疾病，妙的是此十二點即是西醫的十二經絡的「原穴」，與井穴點很接近，分布於手足之腕掌上，所謂「以井為喻，所出為井，所過為原。」可知：「將經脈比為水徑，始終之出水井稱為井穴，所經過的稱為（平）原穴」。分析圖1，可知：6點是肺經原穴點太淵穴。5點是心包經（血管）之大陵穴。4點是心經的神門穴。1點是小腸經的腕骨穴。2點是三焦經的陽池穴。3點是大腸經之合谷穴。9點是脾經的太白穴。8點是肝經的太沖穴。7點是腎經的太溪穴。12點是膀胱經的京骨穴。10點為膽經之丘墟穴。11點為胃經之衝陽穴。

採用井穴療與原穴療之醫效相當。但井穴點易尋且具對稱性，但若讀者採「貼絆」治療時，由於手腳之指趾常須動作而易脫落，則可考慮「原穴」貼絆，由於這些點必在皮膚之凹陷處，比對一下圖表的相關位置，所以您一定可以輕易地搜尋到。

中谷義雄發明了良導脈測定儀，測量十二原穴點（另一接點為手心勞宮穴，它為電氣上之接地點）之電流值，並定義較平均（電流）值為低的良導脈為抑制脈（虛證），較平均值為高的為興奮脈（實證）。一個健康者其良導脈值一定相當均衡，無過大或過小情況發生，一般人之平均值約在三十至五十微（10^{-6}）安培左右，若某經絡電流的電流值離系統平均電流值十毫安以下，不管大或小則可判定染患該經絡所屬之臟腑病變。

當人體失衡時即生興抑態，興奮時電阻低電流大，抑制時電阻大電流小；此時相關的平衡器官則會如蹺蹺板般呈現抑興態；亦即某器官呈興奮態，其對偶器官必呈抑制態。反之，若某器官呈抑制態，其對偶器官必呈興奮態。

我曾以指針式電表量測患者的十二井穴，發覺井穴除了能反射痛感指出病變部位外，該點對手心的電阻值也必呈現失衡態（太高或太低），虛實乃一體之兩面，虛症（先發）一定會導至其對偶器官的實症（漸至），而任何事物的演變都是漸進的，所以比對十二經穴的電流平均值離平衡值較大的為先發主病源，或者由痛感較鉅者之對應臟腑即為病源，但若病久未治，其相對之對偶也必出現病變而在井穴出現反射痛感；所以，不管健檢、治病、養生或用藥均需兼顧器官之對偶性，方才不會顧此失彼及引發後遺症！

(二) 對偶器官療

「對偶」器官，即相對應互呈陰陽及興衰之器官，從圖7、8之井穴位置點來看，當手由內往外，依序反應的是肺、大腸、血管、淋巴（鼻喉為主）、心臟、小腸（或眼）的病變，而當腳由外往內（手由內往外之對偶（平衡）敘述即為腳由外往內，以此類推）則反應了膀胱（腎臟）、膽、（副）腎、胃、肝臟、脾胰的病變，也就是說肺與腎臟、大腸與膽、心包與（副）腎、淋巴與胃、心臟與肝臟、小腸（或眼）與脾胰等各互為對偶（或平衡）器官！

我們常應用對偶論而不自覺，例如感冒吃消炎藥使喉部之淋巴加強功能消滅病毒時必傷胃，所以醫師佐以胃藥；膽汁為鹼性，所以大腸液必為酸性；而乳酸菌可用於通整大腸；糖尿病之「血」醣病變也會引起高血壓，進而引起性能力障礙是為敗腎；心臟弱者，肝臟分解毒素的功能必不佳；糖尿病即由於胰島素缺乏，也會引起眼睛血絲或血瘤，是為「眼變」；小腸功能不佳，酵素缺乏，也會引起血醣變化，使人脾火上升。又如肺與腎臟為對偶器官，腎又影響副腎，副腎與心包（心包即是心臟節律點）又呈對偶性，於是心與副腎，或肺與心皆具平衡性；例如當人緊張時，肺之功能加強，呼吸急促，此時副腎會分泌腎上腺素使血壓增高，於是又會產生「減壓」需求（人有維護平衡態之本能），此需求將使得心臟分泌心房利納素，促進鹽分（成分為鈉及氯之水結晶）之排出以減低血壓，所以人一緊張就想排尿，此其因也！

從良導絡探測儀的病理數據顯示：當心經呈實症時，肝經必呈微虛證，若主源為心臟病，則心經之穴道電流值偏衡度（偏離中心值）較膀胱經為大；同理，糖尿病引起的「膀胱」虛，也必導致肺實，但肺經之偏衡度卻較膀胱經大，故亦可言因為肺實才導致膀胱虛。

中醫把人體當整體系統看，並不分科；西醫為了專業，實行分科治病，但分久必合，筆者建議至少對偶器官的疾病應該合科會診。也惟有此，肺系統之氣喘病患治療結果才不會造成心衰竭，或者治療尿毒症病患才不會造成肺衰竭之後遺症，或者治糖尿病才不會形成敗腎，筆者強烈建議：醫師應該開始認真的考慮：只是對某症下藥藉由化學反應暫時解除病人肉體疾苦的診療方法，是否該修改了？畢竟藥屬化學反應，只是短暫的，一個病人被「蓋棺」時也才能「論定」醫師的醫療成效。是否應增設對偶器官看診或採系統療法。

（三）系統平衡療

不管養生或治病，把人體當成系統來考量定可事半功倍；至少要明白上述的平衡器官之關聯。所以若不得已在對急症用藥時，或是食療時，請記得：（一）儘量避免用猛藥。（二）兼顧平衡器官的保養。例如：哮喘病患在病發時除非指掐肺經少商穴急救失效，否則就應免採用噴藥法，因藥內含腎上腺素會增高血壓，但既已噴藥處理，就要想法強腎，其中之一法就是避免給患者壓力，或者打禪，在食療上可食蓮藕湯，在穴道刺激法上，常搓揉少商穴及至陰穴。只有當所有對偶器官平衡態時，才無病變產生。

筆者所提倡的平衡療法相當簡單，那就是：除了在反射痛感之井穴作貼絆等所謂的「回饋」治療後，也請每天再多花十分鐘搓揉相對應之平衡井穴。那就是少商↔至陰，商陽↔足竅陰。中沖↔神力。關沖↔厲兌。少沖↔大敦。少澤↔隱白。

簡言之：手指由內起第X穴道對應腳趾由外起第X穴道。

七、平衡性

(一)器官對偶平衡

物分陰陽，人體具對偶性，但對偶性的二端(面)則具平衡性，如失之平衡則產生病變，若不加入能量加以調整，則病變的一端則會距離原平衡(均)點愈來愈遠，病變也愈嚴重。若能重新加以調整，使之平衡，病變自然會消失。

眾所周知，人體之自主神經系統分為交感與非交感系統，彼此間即具平衡性。而人體之經絡、臟腑、激素亦具平衡性，例如：胰島素為減醣激素與增醣激素彼此間具平衡性；流經手中指的經絡是心包經，管的是心臟節律點的脈動，由心房所分泌的荷爾蒙(激素)稱心房利納素，以調節血量及血壓；流經足中趾之經絡是腎經，管的是性力與精力，由腎(副腎)所分泌的荷爾蒙(激素)所控制，性激素除了影響性力外，也對應了心臟之分泌心房利納素，以調節血壓。

再舉例說明，當人一緊張，人體的交感神經會影響腎素的激增，腎素是一種升壓素，可使得血壓增加，促進腎上腺皮質素的分泌，促進鈉、鈣及水的吸收，但這是一種失衡的狀態，人體是一自動的平衡系統，血壓一增加，會有自動回復平衡常態的趨勢，於是會產生減壓的需求，就使得心臟分泌心房利納素，大量促進了鈉、鈣及水份之排出以降低血壓。所以人一緊張就特想排尿。

同理，若鹽量攝取太多，血體積太高，會增加血管壁壓力，產生平衡減壓需求，促進心房利納素增加，排出了多出的、失衡的鈉及水（鹽成份為氯化鈉），使血體積回復正常的平衡點。

（二）西藥導致失衡

西醫對病人採的是對症下藥，暫解其苦，因藥物作用產生的化學反應瞬間改變了平衡態，雖可自動回復，但藥具質能，經年累月的吃藥，質能的累積至一定量就會產生質變，此平衡性就會受到破壞，這是現代西醫面對醫學史所必須嚴肅面對的問題。

例如：治哮喘病時所噴的支氣管擴張劑，使得呼吸量增加，解除哮喘之苦。它是一種腎上腺皮質素，一吃藥，血壓增加，交感神經緊張，產生減壓需求，促進心房利納素之分泌。久而久之，殘餘的質能量累積及需求暗示，使得血中腎素量增加，平衡性破壞，產生了腎毒及心臟無力。

最著名的例子是鄧麗君的例子。雖是罹患哮喘病，但卻死於心臟衰竭。一個風濕病患在醫生割除了扁桃腺（鼻喉之淋巴系受損）後，因損及三焦經，除受鼻喉病之外也生對偶平衡病變，故也長期受胃病之苦。

還有治療高血壓，一般長期服用減血壓劑，因平衡性反而長期促進了身體內腎上腺素的分泌，產生質變造成了血中腎上腺常態性失衡，俗稱腎毒，需要洗腎或（副）腎功能障礙陽痿不舉。同理腎功能差，鈉及水的吸收異常，長期施用的增壓素就會造成高血壓。

也就是說，用藥的結果最後會形成另一種新病：對偶（平衡）病。藥雖可用於暫態解病人之苦以爭取病人自癒或急救時間，但卻不可以讓服藥形成常態、習慣性。而病變係來自於人體對偶器官之失衡，調整其失衡性，病變也就消失了。

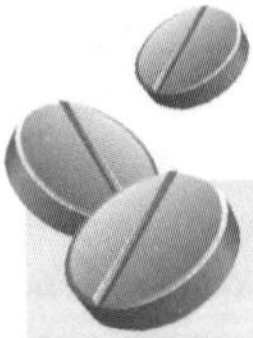

八、完整性（暫態性及穩態性）

（一）完整反應

在一電路中，暫態與永久反應合稱為完整反應。所謂暫態反應，即指電源開上時之瞬間反應，而永久反應，是指電源持續一段時間後之反應，在反應結果上其常呈對偶性。

人體用藥的初期生理反應稱暫態，經一段時間之生理反應稱穩態，而此二種狀態，也常呈對偶性，例如吸毒起初可激化交感神經，使人興奮，增加性力，長期後卻破壞了交感神經與副交感神經之平衡性，減少了交感神經之活力，最後就變成陽萎，足為吸毒者戒。

失眠者初服安眠藥（成分為褪黑激素）時，由於人體內褪黑激素之總量增加，細胞被欺騙，生理時鐘變為深夜態，而使人入睡，就短期效果而言，確實是治失眠的萬靈仙丹。但是最近的科學研究也顯示，長期的服用褪黑激素將會干擾人體生理時鐘的序位，最後變成干擾睡眠。也就是說，用久了後，反而睡不著覺了。

市面上售SOD，即所謂氧化還原酶，剛服用時，確實可以防止細胞被氧化，達到維護青春，防止老化的作用，但是最近研究也顯示：長期服用氧化還原酶也會干擾人體的免疫機制而生癌變。

當哮喘病發時為增加其肺活量，醫師就會施打支氣管擴張劑。由於其內含腎上腺皮質素，可增加血壓、擴張氣管，就短時間而言，確實提高了肺活量，解除了哮喘，但卻形成「苟安」之要件，同時心臟為了身體平衡就會分泌心房利納素來降壓，在此苟安環境下，肺部會等著藥物刺激才增加肺活量而不會經由「需要性」而自動強化肺功能，且若長期服藥，心臟長期減壓結果會導致心臟無力並衰竭。

同理，治心臟病而導致腎毒症，治腎毒而導致心臟病也屢見不鮮。

即使極度疼痛使人暫態不得不用藥，人們也應該透過鍛鍊來轉化病態的常態變為健康之常態。而其中一個最好的方法為運動。

（二）三月鍛鍊期成穩態

人體的細胞運作不僅依它們所認為的「常態運行」，而且會依「保有常態」的傾向去運作。

舉一例說明，如果你在實施減肥的過程中，發覺已減重到達了自己所要的標準，可先別高興而恢復了減肥前的飲食習慣，因為你此時的體重只是被你的細胞視為「非常態」，也就是說此時仍於不正常態，仍有往常態（原來的體重）運作的自然趨勢，包括腸胃的吸收能力、肌肉的生長速度、骨架的大小強弱仍會依減肥前的模式運作。

可是當你繼續保有此減重標準的生活習慣（包括飲食、運動）達三個月（實驗值）之久後，此「減重標準」將轉化為細胞的「常態標準」，臟腑、肌肉、骨骼皆會在此種新標準下運作，此後你將可永遠保有此種體重，除非你再次長期的大吃大喝，否則偶爾的大魚大肉，你也絕對可以保有此標準體重（在步入中年後因脂肪細胞略為肥大，所以會略發胖外）終生！

也就是說，改變狀態經三個月後就會產生一個新的狀態。但鍛鍊不會破壞平衡性而吃藥卻會破壞平衡性。例如治癒鼻過敏，根本解決法為日日慢跑三十分，若可能並逐步增加跑步時間及速率，約經三個月後，細胞因長期被教育必須面對跑步所需的大量呼吸氧量需求，就會激發了潛能，改變了體質，鼻子的呼吸能力增加，自然就解決了鼻病。

同理，一個糖尿病人也可透過運動來改善病情。因為運動時增加氧耗量，燃燒了血醣，令血醣濃度暫時減少；但實驗顯示，長期運動後，人體細胞會增加對胰島素之親和力，改善糖尿病。其理為：人體血液是弱鹼性，近於酸鹼平衡值，大量吃肉及甜物產生了酸甜，增加了減醣需求，就由胰島素分泌減醣激素來解決，糖尿病患即是因胰島素分泌不足所引起的。但身體亦具平衡的增醣激素，故若只長期服用胰島素而不長久運動鍛煉最後就會破壞平衡，永遠活在依賴藥物之中，並且會形成了對偶病變：小腸系病變、腸胃病及眼疾。

用藥乃靠化學反應屬暫態反應，不用藥靠能量發揮之電子物理反應屬穩態反應。二者合起來才是完整醫學。人體是時空產生的能量體，為了生存產生了需要，由於人體有往常態去運轉的趨勢，例如偶而大吃大喝並不會增胖，但若一週有超過三天以上熬夜就會引起肝病，因為前者細胞將其視為暫態，會將多餘能量排出，而後者細胞則將之視為常態而導致肝過勞。一個練經功之人長期被要求足綁鐵球肩挑井水，變成常態後，有朝一日，拿掉鐵球、井水，就身輕如燕健步如飛了。

九、系統性

人體是一美妙的能量系統，在系統內之任一單元不具獨立性而互相關連，任一單元異變將導致其它單元異變，正所謂牽一髮而動全身。例如抽菸污染了肺，生成肺病，久之，必生成對偶病變：膀胱經異常（泌尿及生殖系統病變），容易頻尿、血尿、泌尿及生殖道發炎，進而再引發腎經異常，副腎分泌性激素不足，造成冷感、精力不足、腎虧；腎經與心包經對偶，再引發心包經異常，心素分泌異常形成高、低血壓，進而使心臟衰弱，心經異常、心臟弱化，再影響對偶器官肝經之肝功能異常，肝不好，儲存肝汁之膽會受影響，膽經再影響對偶經、大腸經之運作，大腸排泄及牙齒必不佳；大腸又影響小腸，小腸經受損，必致小腸消化不良及眼疾；小腸經受損又導致脾胰經變化，造成糖尿病、經痛、鼻血等血病；另外，大小腸不佳必影響胃之運作，胃經又影響到三焦經，再進而影響喉結等之淋巴系統運作，易發鼻喉炎及感冒。

舉一反三，同理，沒有任何臟腑之疾病是可以分割運作，而不影響人體系統中其他臟腑的；同理，臟腑病變會反射到相關穴位上出現痛感；同理，重擊穴位（如點穴或碰撞等）去傷及穴道或拉皮等手術破壞了穴道，也會導致某一臟腑病變進而影響全身。

所以，**及時保健及醫療是人生的必修課題**，「**小不理則亂大毛（病）**」、「**及時的一針可省九針。**」（看病如補衣洞一般），而且現有的分科看病是否也該檢討，頗值得省思。改變現有之醫療體系，培養系統診病之醫師才可避免醫療浪費，減少病人被當白老鼠的機會與痛苦，較迅速的去治好病變！

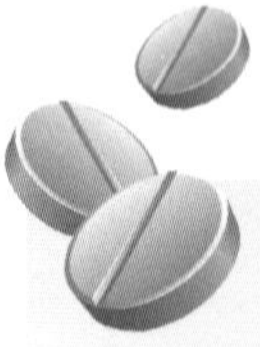

十、週期性

(一) 生理週期

交流電一定有週期，週而復始。生物亦同。如夜來香常於晚上八時飄香，喇叭花於寅時開花，亦有中午開花之午時花，在在說明了所有生物皆有生理時鐘。最近的科學更證實，人類之生理時鐘位於視神經交叉上核處，主宰人類每日律動之週期性，並受人體某種基因所控制，且受藥物、男、女荷爾蒙及壓力、刺激等改變它的週期，大多數生物之日時鐘週期為二〇至二十八小時，而人體的日時鐘約二十五小時，所以即時我們沒有設定鬧鐘，如果我們隔日凌晨七點須起床，我們只需在心裡上掛念著「七時起床」，此「人體時鐘」就會在七時左右叫醒我們，即使誤差，通常也不會超過一小時，因為雖然人體時鐘較大自然時鐘有一小時之誤差，但只要我們周遭有二十四小時之週期能量，就會使我們的人體時鐘調整一小時，使我們能配合大自然的節奏。例如早上日出的亮度就是一個「同步因子」，使人體時鐘會調快一小時，成為二十四小時。又例如當照度為三百流明（半燭光）時之光線恰適宜人閱讀，若以三千流明之強光照射，在睡眠後期之人，人體如同受「日光照射（代表早上）」的機制觸發，會自動調快其生物時鐘。運用亮度可以在旅行中調整時差。

另外，人體溫度隨時辰有高低，荷爾蒙及消化酶的分泌、呼吸、血壓也都會有其每日週期性，但其最旺盛（高峰）時辰及最弱（低谷）時辰都彼此各異，都受人體時鐘不同相位之控制而不會錯亂，非常有韻律的進行著，以維持正常的生理運作。

（二）子午流注與保健應用

十二經亦有週期，往復循環一天達五十週。並依各時辰而有所興旺（如表一），例如肺經旺於寅時，即凌晨三時至五時。

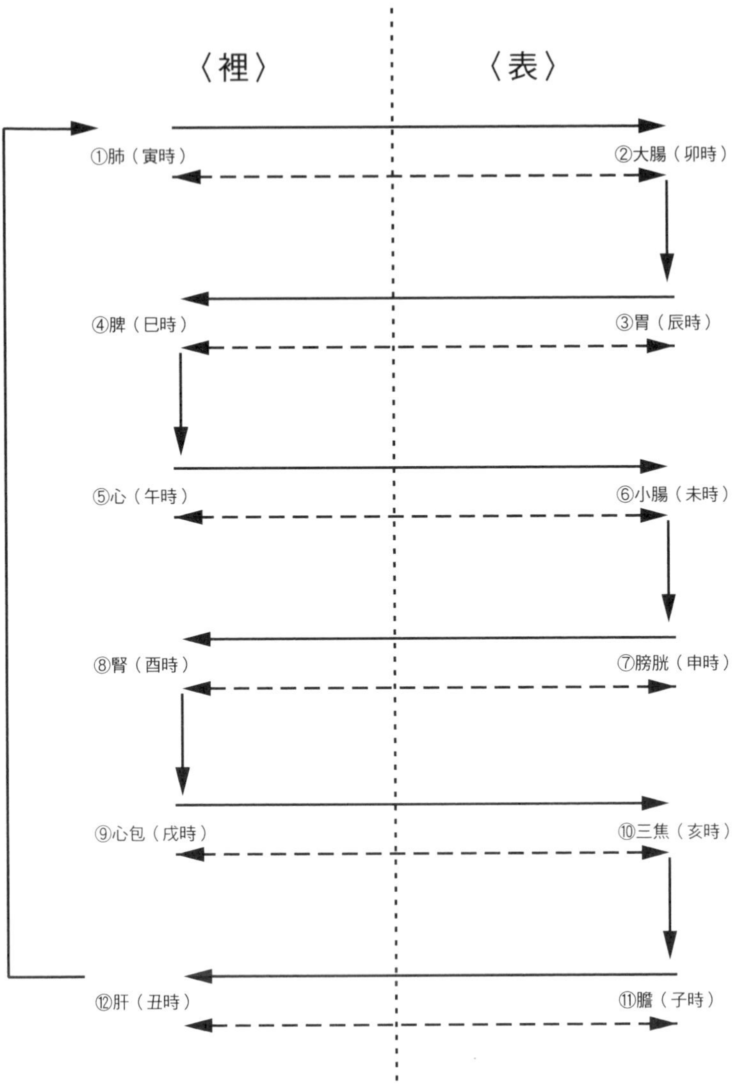

表一　十二經脈流注方向與興旺時辰
→單向箭頭表流注方向
⟷雙向箭頭表絡屬或表裡關係

在應用上，早上三時至五時肺經氣血最旺，故最宜練功。相對地，由於此時肺活量較大，病人較易因缺氧導致腦死，故據統計，寅時死亡人數最多，若在照顧病人時，特別要注意寅時之突發狀況。

在早上五至七時經過大腸經之興旺氣血吸納整理廢物後，在七時左右，排泄物積聚肛門，此時最易有便意，也最適宜大解。所以為了身體健康，也該養成在早上七時許大解的習慣。

七時至九時是胃經氣血最旺盛時期，若無食用食物，則胃所分泌之胃酸將磨蝕胃壁，故夜生活或不吃早餐的人，胃機能都不佳。為了健康，早餐一定要吃，而且應以胃的主要消化食物澱粉為主，故早餐宜吃稀飯或豆漿。

九時至十一時是脾經最旺時辰，故此時氣血、精神最旺盛，最適宜讀書、研究。惟此時脾氣亦最大，常常脾火旺盛之人，最好不要於此時會客，以免亂發脾氣而誤了生意。

十一時至十三時為心經最旺盛期，此時心火最旺，故心臟不佳之人宜午睡，除可去心火外並可強心。由於接下來的氣血通往小腸經，小腸主養分之吸納，故中餐可吃得豐盛些。

十三時至十五時乃小腸經最旺盛期，由於氣血齊聚於小腸，頭部缺氧，最昏沈，重要決策千萬勿於此時定案，另十三時左右吃午餐是最佳時刻。

十五時至十七時是膀胱經最旺時期，故此時最易有尿意。膀胱無力者於此時旅遊搭長途汽車時勿飲太多水份，否則若行至中途突覺尿脹膀胱，那可真煞足風景。

十七時至十九時為腎經最旺盛時期，故黃昏入夜時，人的性欲最強，性能力最佳，早洩或陽痿患者可選擇於此時作愛，古人曰「人約黃昏後」，誠有所本也。

十九時到二十一時，心包經最旺，患有心悸及高低血壓患者，此時最易發作也勿飲酒。切記發病時，宜急按中沖穴，使血壓及心跳恢復正常。

二十一時到二十三時為三焦經氣血最旺，感冒患者此時若能打禪且以心眼凝視喉結，可收宏大功效。

二十三時至凌晨三時為膽經、肝經最旺盛時辰，解毒功能最強，而進入深度睡眠須半小時，故人應在二十三時半左右入睡。

利用十二經旺盛時辰在相關井穴加以針刺、灸燒、貼絆、熱吹、光照等可迅速緩解病狀，如在寅時針灸或貼磁力絆於少商穴，可立刻止住哮喘。此外人體每月有情緒、體能、生理週期表，例如女性的懷孕期是體溫最低時，而陰曆十一至十三為人體體能最強盛期，所以說月圓時最易發生性犯罪，也最宜運動、健身，但每人有些差異，所以記錄並繪製每月的體溫、體能狀況及情緒高低表，可供自己養生參考，按各種時、日、月時鐘運作，人方能活得美，活得久。

十二、回饋（完美）性

將已有的成果或輸出取出一部分送回至源頭去修正、補償成果來調控品質或性能謂之負回饋性，乃是一個完美系統或自控系統所須具備的要件；若所取出的部分與原有的源頭具相加乘效果以自行產生能源的稱正回饋性。而人是一個完美系統，當然有各種的回饋特性。

其中對分泌激素的調控，則兼具正負回饋性。例如雌性激素於排卵之前會促進性腺、促泌激素及黃體生成素之分泌；催產激素可以促進子宮收縮，擴充子宮頸後，又再進而促使催產激素之增加以完成偉大的生育調節系統。而當人體代謝率下降時，則會刺激下視丘及腦下腺，以增加甲狀腺刺激素及促泌素之分泌激量，再進而提高甲狀腺素的分泌量而使代謝率上升；反之，亦然。

又如人體之松果體會分泌褪黑激素，當光通量之大小由視網膜進入視交叉上核後，訊息傳至松果體決定其分泌濃度之多寡，送至血液中之細胞體就依濃度大小而判定了人體時鐘，但時鐘值之分量又會負回饋回來刺激松果體以修正時鐘偏差，以達成日二十四小時之同步時鐘功能。

總之，人體本身就存在完美的醫療體系，人類所要作的，只是去存有、了解、應用、發揮其潛能罷了，所以潛能醫學的應用將是非侵入性醫學的極致發揮，使醫學進入一完美的醫療體系。

第二篇

物理與醫學

此稱物理學，除了包括物理學之一切定律外，自然發生於人體的反應，也歸於物理學內，此篇將詳述實用之物理知識。

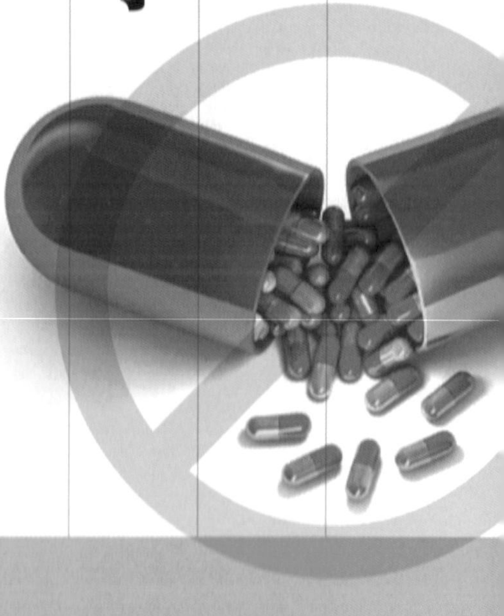

一、焓與健康

一物質的總內含熱能稱之為焓。人體內隨時有新陳代謝反應發生，類屬化學反應。必會遵循熱力學定律；在一密閉系統內，化學反應必會朝低焓方向進行，而溫度、壓力、催化劑也會決定化學反應的速率。

當人體在入禪（α）態時，身體進入序化狀態，釋放出多餘的能量，（血壓下降心跳次數減低為明證），而閉六識（閉眼、耳、口、鼻、舌（呼吸若有若無）、意集人中穴）之過程也使身體進入密閉系；也就是說：不管是放鬆肢體、冥思、打坐、捏耳垂、自然功……等進入 α 態時，身體藉由生物電子的能階往低階跳躍釋放能量，而進入低焓狀態，將有利於新陳代謝的進行，使人體更健康。

在人體外，一般化學反應須一大氣壓以上才能進行。而妙的是：在人體體溫內，只須微小的氣壓即可進行，所以維持人體正常體溫是一件重要的事。若吃食冰品時或發高燒時皆會阻礙新陳代謝的進行，所以入 α 態讓人體生物電子歸位並回復正常體溫可減少康復的時間。

使用高壓氧或深呼吸提高氧濃度回復健康，包括治癒白髮的報導時有所聞，壓力與健康的研究將是醫學的另一個重要課題。

人體內的催化劑含酶及礦物質。人體內有各種生物酶，其中一最重要乃抗氧化的抗氧化還原酶，亦可藉由植物獲得，所以每天適量的蔬果是防止老化的必要條件，而酶在46℃以上就會破壞，所以蔬果最好生食。

氧是人體的二面刃，人體取用氧作燃燒取得熱及能源，但氧化同時帶來細胞的氧化、老化，而植物為了傳承後代在其種子內含有高量的抗氧化還原酶，所以每天吃一顆含子的水果（如香瓜、番茄、番石榴）吸收抗氧化還原酶乃維持肌膚亮麗、減緩老化速率的簡單省錢妙方。（礦物質功能後述）

二、人體組織合成順序

人體由新陳代謝合成細胞、組織、臟腑，多餘的儲存或轉化，組織合成各有先後。

例如：「齒為骨餘」，齒與骨都是堅硬的，因為含鈣（石灰石），鈣先合成骨後再造齒，所以若腎不好以至造骨功能差或體內鈣量不足，則必導致骨頭不好（易患骨質疏鬆症），那麼牙齒也必不佳。反之，若牙齒不佳，除聯想到鈣不足，也要聯想到骨質也疏鬆了，敗腎了。

又如：「皮為肺之餘」。皮膚和肺都是呼吸氧排出二氧化碳，人體能量先給肺運用，多餘的能量再給皮膚；所以皮膚若乾燥，代表了呼吸系統功能亦不佳，強化呼吸系統後才可以防止肌膚乾燥。

此外，「甲為肉餘」，由於**肝主司肌肉，所以肝不好，肌肉必不好，指甲亦必不佳、龜裂無光澤**。所以由指甲的狀態亦可明瞭肌肉及肝之功能。

三、味覺與身體

酸生肝，多則傷胃及肌肉；甘生脾，多則傷肉；鹼（鹹）通氣，滋肺但多則傷血損腎；苦利肝膽、生心，多則傷氣（肺）；辛（辣）滋肺，多則傷毛皮。

酸、甜、苦、辣、鹹味之食物皆須品嘗，不可挑食，但過猶不足，不可太重某味覺而輕忽其它，才能擁有健康。

四、情緒與健康

在七情中，怒傷肝，喜傷心，思傷脾，憂（悲）傷肺，懼（驚）傷腎。而對人體最好的情緒態為放鬆閉眼而產生的愉悅態，因可啟動生命能源波展開潛能。

五、人體化學之物理

(一)氧化致老化

氧和物質起作用時稱氧化，此時會釋放出熱能，物質即被氧化。氧對人體是二面刃。醣、脂肪、蛋白質靠氧化生熱能供人體所需，其中一部分化為動能，傳送營養，並將廢物及毒素排出。然而氧化物分解時又會生成帶電的氧，稱作氧離子或自由基，會銹化人體細胞，其現象正如我們常見的鐵的銹化一般，人體細胞被銹化至不堪使用時就會自毀該細胞另增生新細胞，使單位體積內之分子數減少，帶來老化，若使人體內的分裂計數器銹化喪失作用時，人體細胞就不斷增生產生癌化。

人體腦細胞唯一能用的是醣類：葡萄糖（通常由米麵獲得），但其中要靠氧化才能將米麵之中的澱粉轉化為葡萄糖。所以常在乾淨的場所作深呼吸或每天慢跑三十分鐘不僅可增加吸氧量，活化腦細胞，增強記憶力，治療高低血壓，並由每天所增加之氧需量形成物理慣性後，鼻過敏的毛病也可減緩；另外由於植物所釋放出的是氧，所以若能常作森林浴也有益於健康，由於吸入的氧濃度較高，所以燃燒效率較高，就無需吸取太多的不純的氧，銹化反應就減少了，也可減緩老化及避免癌化。

（二）酸化致病

人體的血液質是弱鹼性，但是人們在日常生活常攝取太多酸，而導致酸性體質，以致空有潛能一身，卻百病纏身！

人體吸入氧呼出二氧化碳，二氧化碳會和水分子結合生成碳酸；甜點、米麵（醣類）屬氫氧化合物當它氧化也會形成碳酸；含蛋白質的食物（如豆、魚、肉、牛奶、蛋等）本身就內含二十二種氨基酸；人體在活動時消耗的醣類也會生成碳酸；含脂質的營養若分解時亦形成碳酸，此即人體內的酸化反應。尤其每天有太多的細胞被氧化更大量酸化了體質。

為了需要維持血液的弱鹼性，由於酸加鹼會形成水，（此即中和作用），迫於需要，人體會分泌一種減醣激素（胰島素），若其分泌量不足以抵消大量之酸，就會從尿中排出醣份，此即糖尿病。

食物代謝後若產生鈉、鉀則屬鹼性；若產生磷、硫則屬酸性。通常味酸、甜的屬酸性，但一個重要的例外是檸檬酸，它屬弱鹼性。而且它是合成男子精液的必須成分（另加蛋白質、果糖、鉀離子）所以每天喝一杯檸檬汁對於改善酸性體質及增強精力絕對有好處。

實驗顯示，**運動可以增加細胞對胰島素分子之親和力，改善糖尿病**，而且當人體弱鹼值減低十分之一時胰島素活性降低30％，故維持血液之弱鹼性乃健康之第一要務。據此，若能每天運動三十分鐘，多吃蔬果少吃肉（蔬果類屬鹼性）吃飯要喝湯，加上一杯檸檬汁，及一顆含子的水果（抗氧化）對於糖尿病患者及健康絕對是福音。

（三）鹽解治皮膚病

鹽和水在一起就會產生水解，生成氯和鈉，而在此過程中，就會吸收大量的熱能，這就是鹽的療效。例如當你燙傷時，一把鹽敷上（傷口上組織含水），瞬間脫水效果降低了溫度，也殺死了可能的細菌感染。

空氣、陽光、水份是生命三要素。不管細菌、病毒多頑強，都需要水份才能生存，若水份因鹽解而流失，細菌、病毒就會死亡。所以對皮膚病最好的療物是鹽。

以鹽水浸泡腳可治腳氣病；以乾淨的指甲摳破疱疹顆粒，然後抹上一把鹽，數日可治癒疱疹；喉痛及口內破皮可以用鹽水漱口，一日五六次；被蚊蟲咬、蜂叮亦可塗鹽治之。俗稱雞眼，先以剪刀剪平增生之硬塊漏出雞眼後摳破其表皮，敷鹽入內，它會將病毒脫水致死而痊癒；不明原因的皮膚癢（如溼疹等）亦可以鹽水洗澡而解之。鹽比牙膏是更好的口腔清潔劑。

（四）鈣酸化與牙骨病

鈣俗稱石灰石，是白狀物，它是合成骨頭、牙齒、指甲重要的成份；它的特點是可以支撐重力。

為何牙痛常發生於吃甜物後？因為甜生碳酸，會和身體中的鈣作用形成碳酸鈣結晶，也就是說抽離了牙齒、骨頭、指甲中的鈣，由於牙齒是第一道防線，人體有警覺故生病感。所以牙痛先以鹽刷牙，胃噁酸則喝鹽水，因為鹽屬鹼性，酸鹼中和成水，酸性也消失了，鈣也不會被抽離了，疼痛自然消失。

在為父親撿骨時，我問師傅，如何分辨男性、女性骨頭，曰：男人骨頭重、女人（生育後骨頭中的鈣給了後代）骨頭輕。我常以此故事盼人子知母恩浩大，要懂孝順。所以女性生育後要常補鈣，除了鈣片外，將動物骨加醋熬湯喝其湯汁乃是一好補法。因為骨頭中的鈣會與醋作用生成醋酸鈣而溶於湯中，所以喝湯足矣。此時動物骨已經脆化可咬食，若未加醋來酸化它，搞不好，咬食動物骨斷裂的是人的牙齒呢！

練軟骨功的人從小就要大量喝醋；骨傷時或年紀大時則要多補鈣增加牙、骨之力道；但若患了頸脊硬化不易轉動時，則要喝醋及在患處敷醋軟化之。有道是：過猶不足，任何營養的攝取量都要均衡。

（五）除濕解氣喘與風濕

水分子為氧與氫分子之結晶，當濕度過高時，空氣中的氧分子相對的減少了，經由呼吸而能得的純氧也少了，當它少於人體基本新陳代謝需要時，就藉由急促呼吸（氣喘）來爭取氧量，台灣溼度比日本東京高，所以氣喘患者亦較多，而選擇一溼度較低處居住或在室內加裝除濕機，往往可減緩氣喘患者發病，甚至不藥而癒，當然發作時按壓管呼吸系的少商穴，見圖7亦可緩止。同理，皮膚吸收較多濕度，骨頭硬度相對弱化會呈現痠痛此為風濕主因，故在濕季以吹風機熱吹患者骨頭亦可緩解疼痛。

六、質能互換與營養

物質內含能量，其值等於質量乘以光速的平方，質能可以互換，人體內有物質用的能量別稱為營養。營養的類別大致分為（1）醣類、（2）脂肪、（3）蛋白質、（4）維他命（維生素）、（5）礦物質、（6）纖維素、（7）酵素、（8）水份。

（一）八大營養學

醣類燃燒所產生的熱能轉化為動能，是提供身體活動主要的能源，分多醣、單醣。多醣分澱粉、肝醣、纖維素。澱粉存在米、麵等植物的果實與種子之中，經澱粉酶轉為麥芽糖，再經麥芽糖酶轉為葡萄糖。雙（多）醣則含蔗糖及麥芽糖，蔗糖分解為果糖和葡萄糖，另外牛乳中含乳糖可分解為葡萄糖和半乳糖。這些能為人體吸收的果糖、葡萄糖及半乳糖都是單醣，葡萄糖是血液中血醣濃度的主要來源，並供給腦細胞能量，正常是弱鹼性，所以身體分泌減醣激素（胰島素）減少糖濃度，多餘的則由肝儲藏成肝醣備用。

脂肪除提供熱能外，並可運送維他命A、D、E、K，並將胡蘿蔔素化為維他命A、並保護內臟、支撐身體。此外也控制了細胞的進出匝道。它共分成三種胺基酸即亞麻仁酸、次花生脂酸、次麻仁油酸。

蛋白質是構成細胞及荷爾蒙的主要成份，荷爾蒙則控制著身體發育、新陳代謝、性發展。身體的防禦系統：白血球及抗體也是蛋白質組成。

營養燃燒的順序為醣類、脂肪、蛋白質。多餘的醣類則會轉為脂肪儲藏起來。

人體礦物質至少有十七種，是骨骼、牙齒、肌肉、血液及神經細胞的構成份子，它可啟動酵素，即酶，又可把被氧化的物還原，兼可去除重金屬以解毒。比較需要的有鈣（骨、牙）、磷（骨牙）氯（牙）、鎂（血、骨）鉀（心、甲狀腺）鈉（神經系）硫（髮、皮、指甲）。

維他命不含熱量，它有補（促進身體組織形成）及洩（排出多餘能量）之功，也靠它才能構成酶。重要的有維他命A（可保護皮膚、粘膜及保護眼睛）、B_1（安定神經）B_2（促進發育、代謝、保護粘膜與眼、皮、指甲、並與頭髮健康有關）、B_6（提高蛋白質的利用效率，保護皮膚，缺乏會引起皮膚炎、貧血、痙攣）、B_{12}（促進紅血球之生存，缺乏引貧血）C（促進膠原蛋白之合成及腸道吸收鐵的能力，缺乏引壞血病、貧血）D（促進骨骼發育及鈣、磷之吸收，缺乏引起夜盲、骨質疏鬆）E（抗氧化、防止老化、乃正常生育之必要物質、缺乏會長雀斑、流產、易老化、致癌）K（合成凝血酵素原，缺乏致新生兒出血）。

酵素俗稱酶，可把身體中的大分子分解為小分子，是身體化學反應的觸媒（催化劑），身體中有各種酶，例如澱粉酶、麥芽糖酶、蛋白酶、抗氧化還原酶…，酶可使人體在體溫一大氣壓下進行生化反應，體外一般須幾百度℃及幾百大氣壓下方可進行。有酶反應速率為缺酶的千萬倍以上。酶亦可從食物中（尤其蔬果）獲得，但超過54℃就會破壞，所以蔬果最好生吃。

纖維素含在蔬果中，它不易被消化，也缺營養價值，但它能刺激小腸發揮功能並助大腸蠕動、有助排泄，是另類營養素，缺它會便祕。它大量含在海帶、洋蔥、木耳、甜椒、蕃茄、冬瓜、小黃瓜、綠色蔬菜（波菜、高麗菜、芹菜、豌豆芽）、奇異果、櫻桃、柳丁、水梨、桃子、柑橘、酪梨等蔬果內，其狀如絲。

陽光、空氣、水份是生命三要素。人體每天至少需要500c.c.水份才足夠排毒，至於健康生活，則每天須飲2000c.c.以上之優質水。尤其乾燥地區或冬天時，更須大量補充水份以免皮膚乾燥。水，是萬藥之王，也是最好的肌膚化妝品。

(二) 飲食內涵與食療

在飲食方面，除了要細嚼慢嚥，以獲得較細小的食物分子便於吸收外，並可獲得足夠唾液（內含多種免疫細胞）殺菌及分解致癌之亞硝酸鹽外，為獲得均衡營養，也要不挑食並注重多樣化，且注意色平衡及味平衡，因為不同顏色食物代表不同之波長能量。如香瓜黃色表內含黃酮素、木瓜之紅色代表內含胡蘿蔔素，而番茄之紅色亦即內含茄紅素（胡蘿蔔素含量最高者）。又如牛乳及雞蛋白為白色代表其中含鈣（石灰石）及蛋白質，豬血為暗紅色代表內含血紅素（蛋白質加銅），肉之色亦代表內含脂肪，而柑橘內之白絲也代表含纖維素，從海帶、海藻之顏色也不難猜出內含碘……酸、甜、辣、苦、鹹要均沾，但酸甜量要略小於鹼（鹹），因為血液為弱鹼性，通常以不嘔酸為參考原則，而醣、蛋白質、脂肪比例約為4：3：3。

以下是常見的食物營養參考。食鹽：鈉。穀（飯）：醣、銅、錳、鉻。魚：蛋白、脂肪、硫、維他命A、B_5、B_{12}。牛乳：脂肪、蛋白質、鈣、鈷、維他命A、B_{12}。蛋：蛋白質、錳、磷、維他命D。豆：磷、鎂。綠色蔬菜：鐵、鉀、銅、錳。柑橘：維他命C、纖維素及檸檬酸。花生：維他命E、B_1、B_5。杏仁：銅、鎂、維他命E、B_2。香蕉：鉀。海帶（藻）及蕈類：碘。肉：脂肪、硫、鈷。油脂：脂肪酸。含子水果：抗氧化還原酶（SOD）。

若因營養缺乏導致的一些非臟腑病變，可以嘗試以下之各種食療：經由補充物質內涵營逐漸養達成治療之功。

骨質疏鬆症：吃魚（補維他命D）及牛乳（鈣）；皮膚之上皮角化、夜盲：吃肝、牛乳（補維他命D）；長雀斑、易流產：吃杏仁、花生、麻油（補維他命E）；腳氣、便祕：吃麵、芝麻、蔬菜（補維他命B_1）；口角炎、角膜炎、眼充血：吃蛋、鰻、豬肝（補B_2）；皮膚炎、貧血、痙攣：吃蛋、牛乳（補鈣、維他命B_6）；貧血：吃柿子、蛋、牛乳（補B_{12}、蛋白及維他命C）；頭痛：減食含維他命A之食物；頭髮、皮膚、指甲無光澤：吃魚、肉、蛋、豆及高麗菜補充硫（硫有美容礦物質之稱）；牙齦出血：吃柑橘、番茄、補充維他命C；軟骨症、蛀牙：吃魚肝油、日曬以補維他命D；懷孕及更年期貧血：吃菠菜、肝、瘦肉以補充鐵；皮膚乾燥、粉刺：吃香蕉、馬鈴薯、橘子補充鉀、少食鹽；牙齒不硬：吃牛乳、杏仁（補充鈣與鎂）；肌肉皮膚缺彈性、白髮：吃杏仁、玉米、海產、綠葉蔬菜以補充銅；耳鳴、暈眩：吃全穀類、蛋黃、綠葉蔬菜補充錳，瘦：吃肉補脂肪；記性差：多食米、麵、葡萄（補葡萄糖）；高血壓：少吃食肉類減血脂；發育不良：吃蛋補充蛋白質；便祕：多吃柑橘、木瓜以補纖維素及助排毒。

另外，鈣的補充與療效特別重要與需要，故另述於下：

鈣是人體中含量最豐富的礦物質，是骨頭牙齒之主要成分。但它的吸收率亦隨年紀的增加而減少，由於只有少量食物含大量鈣：低溫殺菌的脫脂乳品（但其脂肪為大分子不易消化而高溫殺菌的乳品也易產生酵素上的破壞）、鈣片、魚干、小蝦米及家禽的骨頭，而豆腐、波菜、高麗菜等亦含微量鈣，故缺鈣是一般人的通病。

人體細胞是個電性血漿，鈣及鉀離子濃度決定了細胞膜電位，而影響了細胞膜的滲透壓，也決定了鈣、鉀離子通過細胞膜之多寡，再進而調節了胜肽類（屬大分子）激素（荷爾蒙）之分泌，又再反饋回來控制了細胞的電位，形成了一系統。故鈣亦被視為有別於神經系統及內分泌系統的第三類人體通信通路的傳導素。

此外，糖尿病患者其小分子激素中的胰島素分泌少，就會影響葡萄糖的分解少及蛋白質的合成吸收，故尿中蛋白多，此外也會影響了鈉及鉀、ATP（產生活動）酶之活性、進而影響了電位，造成了神經病變及末端神經傳導異常，常不知痛（病）而造成截肢。所以鈣的補充也有助於糖尿病患者。

此外，對於孕婦、來經期及更年期、授乳期、神經痛、抽筋、肌肉發麻、佝僂症、軟骨症、關節痛、心悸、失眠、蛀牙、心血管疾病、皮膚癌（曝曬引致者）、神經（情緒）不安、手指顫抖、風濕症者若採用「補鈣」療法，皆可獲致相當療效。

七、能量與健康

（一）能量模式

能量是什麼？簡而言之，就是宇宙中的一種力量在空間行程的總和積量稱之。

佛家在討論宇宙觀時，常用「時」、「方」、「勢」、「速」四個名詞。「時」代表的是時間；「方」代表的是空間；「勢」代表的就是時空的狀態；「速」指的即是物質在時間進行的過程中在空間位移的變化。

依照近代科學觀，宇宙源起於大爆炸，而大爆炸的當時也就是時間的起點，系統對光速之落差就產生了時間，當然沒有變化的時間就沒有變化的空間，而「時勢」即某一時間的空間狀態。

也就是說，空間的位移對時間的變化率，我們稱之為速度，若此變化率為定值，則為「等速」，當此速度又依時間的進行產生變化時，其變化率稱之為加速度，當甲物質以加速度在空間前進時，就產生了力，而若此力碰及乙物質，乙物物質就會感受此作用力，相對地，乙物質亦會對甲物質產生反作用力。

要注意的一點觀念就是，一等速運動的物質（體）並無所謂的「力」可言，惟有「加速」運動才能產生力，才有能量之作用。

此事實可以透過以下一個簡單的「動作」感知—

豎起左手掌（攤開），握緊右拳，向左手掌移動，若以「等速」前進，當觸及左手掌，左掌並未感知力道，但若改以「加速度」時，則可明顯感知此力道。

依照愛因斯坦的相對論，物質本身可視為一靜止的能量源，當它在空間加速移動產生了力，而力沿著空間軸的總行程累積量稱之為「能量」。當能量在空間傳遞時，空間被扭曲了，就產生了「波動」，如水面的波紋傳遞即為一例。

若一帶電荷性之波動（電波）在空間移動時，在此垂直面上就會產生磁波，而磁波又會產生電波，於是形成一電磁波動在第三度空間上傳遞，當兩個具有相同頻率（即相同振動週期）及量子化（特定的能量差距）的能量在空間相遇或進入某系統就會形成力場相吸引，而成分子鍵相聯結，多種分子鍵形成了物質，若此物質能量中含有能依時間運作的因數，就形成所謂的生命體。

而能量的存在模式有那幾種呢？

由於物質從微觀言，其內之電子是動的，故亦可視為潛藏之能量稱「質能」；當它運動時產生「動能」。

當它靜止時，它受地心引力的力場吸引，有一向下加速的力道潛藏，故具有在其高低位置的「位能」。

在空間因溫差產生分子之擴散作用，遂生「熱能」。

兩物質相碰撞時，具有高能量之分子會溢散掉，即「摩擦能」。

當兩物質產生化學作用時所釋放出之能量稱為「化學能」。

電場內儲存「電能」，磁場內儲藏「磁能」。

光線因光子之運動亦有「光能」。

當一種能量「潛藏」著，而以某種能量加以誘出時，稱為「致能」或「激發能」。

而所有的能量都可視為一種波動；包括內在的與沿空間進行的，稱「波動能」。也就是說，物質可以形成波動的傳遞，而組合波動亦可形成物質。

（二）能量定律與健康

能量在空間中傳遞時，必遵循幾個法則，分別是（1）守恆律、（2）暫穩對偶律、（3）波動信息律、（4）質變律。分述於下：

（1）守恆律

在一密閉系統內，其總能量為恒定值，能量可以改變它的型態，但不能隨意增加或創造。

一個球靜止的由一桌上垂直落下滾動後停止，代表了位能（高度乘重力）轉為動能再化為摩擦熱（能）消耗掉，但總能量是恒定的。當我們吃食營養從其中獲得質能乘上我們的吸收率後，若大於消耗的總能量則會增胖，若小於則會減胖。所以想減肥絕對不可貪吃，而且若要養生，還要遵行南朝的醫學家陶弘景的養生十二少：「少思、少念、少欲、少事、少語、少笑、少愁、少樂、少喜、少怒、少好、少惡。」因為七情六欲都會消耗能量，養生者對之皆應有所節制，不宜過當。但若太瘦，則要多吃，以補充能量。

生病了，人體耗費大量的能量在和細菌、病毒作戰上，所以要多休息、多補充蛋白質（製造細胞）。醫生也會建議一個瘦弱的長秀髮病人剪短秀髮，因為供給長秀髮生長耗費了太多的能量；髮稀但卻有綿密腿毛、腋毛…等，也可刮除腿毛、腋毛…等，以讓出被剪除的毛髮的營養成份給頭髮；此外，如前所述，器官吸取能量有其先後順序，如「皮為肺之餘」，所以肺不好，皮膚一定不好；齒為骨餘，骨鬆必也牙齒不硬；甲為肉餘，肌肉不結實必也指甲斷裂；此乃因吃食後之總能量為定值，所以要皮膚好，必須要先從強肺做起；要牙齒硬，也要從強化骨骼做起；而由皮膚不佳必也推論肺不佳，從牙齒必可看出骨骼狀況，從指甲也可看出肌肉之健康情況，而吃食的營養量也要足夠，顧足相關的組織。

總能量雖不能創造，但實驗顯示：意念可以分配或集中能量。當人意守某處時，該處的生物電流及氣場會激增，白血球（殺菌量）也會激增，正如宋朝「經濟總論」上說：「其有宿疾，以意並氣注之患氣，不過三五日必愈（癒）。」另「六妙法門」言：「但安心止在病處即能治病。」而且意到即氣到，所以驚覺高溫燙手或皮膚碰撞異物時，馬上意氣至該部位，會馬上建立起一道氣場能量，隔除某程度的熱能或以減低傷害。

高血壓者，可常把意念安放在腳底湧泉穴，經由三個月鍛煉期造成血流量習慣性的朝足心下移可減緩症狀；同理，低血壓者，可常把意念安放在頭頂百會穴以治之。也就是說，因為總能量不能憑空創造，所以我們可依自我健康狀態依需要採針刺、灸燒、光照、貼絆、集念、自我對話等方法，依需要而設定優先順序於治病過程中。例如因車禍而同時臉、手、腳有挫傷時，可以透過自我對話的方法下指令，希望「先動員身體總能量於臉之潛能修護」，如此一來將可看到面容優先被身體細胞修護了。同理，除了趕時間之必要，否則心分二用將導致能量被分散而減低了效率甚至殆（弱）化了器官。例如有些人習慣在如廁時看書報，會弱化其排泄系統而得不償失。

（2）暫穩對偶律與微緩原則

當甲能量作用於某系統，系統內必起之完整反應，包括了初作用時之暫態反應與系統穩定後之穩態反應，且此二種反應常是對偶態（見對偶醫學篇）。而若此能量隨時間而變化，則會誘生一乙能量，此能量常為對偶能量，其大小隨甲能量對時間之變動律成正比；而同時受作用之介質內必誘生一反抗能量，此反抗能量之大小與介質狀態對時間的改變率成正比。

用藥為侵入性醫學之一環。但甲藥侵入人體，必誘生了相對的乙能量，被肝視為異物、毒藥去解「毒」，而人體是一平衡（對偶）系統，平衡器官之平衡因甲藥侵入而遭破壞必有所改變。久之，量變形成質變，不僅暫態（生病）變為穩態，甚而衍生了另一平衡器官的病變。例如哮喘病患用的是支氣管擴張劑，它類屬腎上腺素可使血壓增加、呼吸增量，解決了氧氣不足，但此時心就自動分泌心房利納素減壓。久之，心臟無力甚至衰竭，鄧麗君的死只是傳統醫學的祭品罷了！

有關對偶醫學已於前詳述。在此另提供一種「微緩原則」的健康生活應用：依據定律，要避免人體內受巨大的衍生能量而破壞，一定要使人體內狀態改變量小而時間拉長，即微量而緩慢的去承受外來之變化能量，是使肢體或器官免除病變的不二守則。

如：人應避免過度刺激，以免傷及腦細胞而得到失憶症；驟聽鞭炮或巨大音波要掩耳朵；倒垃圾前要先閉氣，別瞬間打開衣櫃及門、窗，以免吸入有毒氣體或承受氣流或溫度之驟變而感冒，在異國旅遊時，緩慢調節作息表以免「水土不服」而生病。不要暴飲暴食。也不要在熱食後吃冰，因胃的情況將如在熱鍋滴入冰水般以致穿孔；也儘量不要吃食微波爐加熱後之食品，因為瞬間快速以電磁破加熱的微波，已經改變了物質內部的營養結構，不僅其味道起了變化、營養內涵也起了變化，甚至變成了「毒」物。

感冒，最易患，尤其在「乍寒還寒時候」；日文曰：「風邪」，乃寒流入侵所致。所以，在室內外溫差大時，出門前要加衣裳保暖，出門在外溫度驟變時，要深深吸氣以氣場罩照全身可適度隔絕溫差，防止寒流入侵感冒，易踢被之人，臨睡前要穿連身衣褲或圍肚兜並穿上襪子，因為風寒最易從肚臍及腳心湧泉穴入侵而至感冒。筆者父親就是在寒冬夜洗完熱水澡後立刻趕上夜班而騎腳踏車出門時，血壓突變而致中風倒地，一蹶不起。

跑步後要先經「踏步踏」後再「立定」（例如趕搭捷運或客車時）不可馬上在快跑後立定；驟然的大悲、大喜、大怒，要儘量避免。人生中，「微緩」原則去運作，避免「突變」，當可讓「不可承受」的反抗或破壞能量毀了健康、器械、甚至人際關係，才能使你一切平穩而和諧的運作。一個中風病患出院後也會被要求：改變姿勢時要採漸進式；做復健運動，動作要緩慢。

變動的交流電產生了對偶能量：磁，磁又產生了電，電磁共生產生了前進的電磁波動，愈高頻代表場之變動率愈快，只要在μV（百萬分之一伏特）以上的電磁場，不管高頻或低頻，根據臺灣生命科學協會的研究顯示：除了生命波動（α波）外，都會對生命之胚胎造成壞的影響。因為即使是低頻波動，由於對偶能量會因互生，而在等量時候造成共振（諧振）效應產生巨大的能量，而破壞了蛋白質等大分子的結構，產生了變質（性）之效果，即病變的生成。

電磁波會隨距離而減弱，所以避免接近巨大電磁波場是健康的一重大課題。因為不可能把人長期曝曬在電磁波下作研究，所以減低它的影響是唯一能作的。例如通訊業者把機房、發射台、中繼站架於人煙稀少處；別把手機長期放在心臟前、生殖器官旁，也別放在耳朵旁（會影響腦部生腦瘤）長期通話（可使用耳機拉長距離），也千萬別在手機沒電時通話，因為由於通話品質的需求，手機會被「基地台」「要求」發出比平常更強數百倍之電磁波，而更損傷了人體。也不要在睡覺時在臥房內充手機的電，因此時強烈的電磁波會干擾了人體睡眠。

（3）波動信息律

一個研究長生不老術的大陸科學家姜堪政研究指出：任何生物（包括動物、植物）之間都有其超高頻波的能量聯繫（又稱微波通訊）存在；把甲生物的能量訊息定向傳給乙生物，長久後必會引起乙生物宏觀的變化。其變化量隨傳導於乙上之甲能量的垂直分量之大小、時間成正比例。

他曾設計了「（能）場導機」透過它，將鴨蹼的訊息傳給發育中的雞胚，會使雞長出鴨蹼；並將小麥的訊息傳給稻苗，而使稻穗長出如小麥般的稻穗；將麥芽的訊息傳給其父，而使其長出茂盛之黑髮。

一個名叫史密斯之科學家也提出了類似理論：任何生物皆靠微波通訊彼此聯繫著。

每個人都活在各種能場當中，各種流動的能場內含著各種訊息，每種生物皆由各種能量構成，也內含各種訊息，愛因斯坦也告訴我們：物質與能量是可以互換的。

「近朱者赤、近墨者黑。」同理，此能量定律可以大量的應用於醫學上。歐亞的回教徒，常以花粉護髮，頭髮吸收了花的訊息，所以長的濃密又長；常喝牛乳或麥芽汁的人，吸收了牛乳的濃密草地或小麥豐盛的訊息，也易有濃密的頭髮；常吃芝麻，可使頭髮烏黑；每天將含穗之玉米煮後，吃玉米並將湯於洗髮後浸潤於頭髮上，頭髮表面長期吸收了玉米穗之訊息，將有助於生長濃密及長的頭髮。（先決條件是髮囊細胞仍具分裂再生的能力。）

由於訊息影響物體的能力與其濃度成正比，所以直接的敷用較吃食容易導致頭髮肌膚的變化；但由於維他命C無法深入表層肌膚，而靠吃食水果吸收後亦只有少數被分配至表皮上，故一種名叫左旋維他命的化妝品被發現，它是加有載子的，塗於表皮上，可以將維他命C導入肌膚內，是一種比較即效之美白化妝品；將熱蒸氣直接吹於青春痘上，痘痘吸收了熱氣能會轉化結構而有效改善了青春痘；在皰疹的位置上，直接塗上紅藥水及鹽巴，紅藥水清潔後，鹽直接與皰疹病毒作用吸收了其內的水分子（脫水作用）而破壞了皰疹的分子結構，即可輕易的治好皰疹。

一個瘀青患者，將吹風機熱吹於患處，於瘀血處滯留的人體分子吸收了熱能後轉化為動能，將會沿著微血管擴散，而瞬間改善了瘀青狀況。同理，在森林內深呼吸大量吸收了植物的芬香氣息也可增進健康，此即「森林浴」的道理。

長期接近、吸收足量的對自己健康有益的物質及生物波動訊息對每個人的養生將會提供莫大的幫助，節省下龐大的醫療資源浪費。

放入口中的食物、水，務必乾淨並煮熟，避免細菌、病毒傳播不良的波動訊息；居家要掃除乾淨；常沐浴、衣服要常換洗、入醫院戴口罩；蚊蟲要消滅、驅離；在陽臺種些花草…這些都是簡單而唾手可得的利用被動信息律的健康實踐。

（4）質變律

在系統內若某特定能量累積或缺乏至某個程度點（質變點）時，此量能將會影響到系統的運作，甚而破壞系統的結構，產生特性變化，此稱質變，而新的運作系統也將會影響各種能量的吸收或排放量，此即量變。

用通俗話表：量變形成質變，質變也形成量變，它是個循環效應，最後系統將難以操作或破壞，就人體而言，即代表病痛或癌化。而彈性疲乏即是質變律最簡單的實例。

常喝酒吃肉的某同事得了肝性痛風；每晚通宵打麻將的朋友得了肝癌；不喝牛乳的朋友得了風濕；一個美籍婦女每晚拿著無線電話與友聊天半小時得了腦瘤；筆者之妹也

因家寒而從初中起天天吃生力麵過日，而在二十七歲時罹患胃癌去逝；都是筆者的慘痛經歷及佐證。

對於各種不同模式之能量先判別其屬性，好的，請儘量長期接近、吸收，但應以系統能吸收的總量為最大值，例如維他命A吃過多會造成頭痛；但如屬不佳的能量則以完全不沾、遠離為原則。千萬勿以量小而為之或輕忽之，因為當其累積至質變時，後悔就來不及了。

何種屬不佳的能量或吸食品？如香菸、興奮劑之毒品（如安非他命等）、醃漬物、高溫回鍋油炸物品、微波爐品、冰品、加防腐劑之食品、加人工色素之食品、噴農藥之蔬果、肥肉（高膽固醇）、各種強大之電磁幅射波……等，工業改善了經濟，但同時也危害了人類，接近自然，從自然中去獲取能源乃是健康的不二法門。

八、癌

（一）染色體質變致癌

人體細胞會在自身已損毀不堪使用後產生「需要分裂增生新細胞體」之需求，而將細胞一分為二，而原有之母細胞則會在新細胞分裂後自我毀損變為廢物後排出人體，但是若細胞不停的分裂，則太多之細胞將搶食人體有限之能源而死亡，即使不停的加入能源，也會因不停增胖而使骨骼無法承受重量。

所以每種細胞在其染色體的尾端上，均附有多節粒狀結構限制細胞無限制地分裂，其功能猶如計數器一般，細胞每分裂一次，就脫落一節，就少掉一次的分裂機會。每種細胞之節數在零至二千間。

癌細胞即為不斷分裂增長的細胞，由於此細胞會與其他細胞爭奪能源而導致鳩占雀巢，即如胃癌細胞轉移至「食」肺，所以癌症病人是相當痛苦的。後期癌症病人，西醫唯一能作的是施打嗎啡減低患者之痛苦！

有個理論：當分裂計數器因為不好能量累積至質變點生變異時，分裂計數器就失去了功能，就會致癌，所以防癌就是防止分裂計數器產生變異。

（二）簡易防癌術

可輸入人體之能量，包括經由皮膚、感官、腦部、口中，茲一一申論防癌之簡易法：

（1）避免暴露在強大光場、電場、磁場下，例如避免在中午太陽烈照下外出走動，若確實需要，外出前請塗防曬油，以免皮膚癌。避免使用具有大功率能量之發射器，如大哥大、無線電話機，尤其禁止長久拿在耳朵旁通話，易致腦癌！避免接近或停留在高壓電旁太久，會生睪丸癌或卵巢癌而不能生育，且避免太近看電視或電腦螢幕。

（2）眼睛避免直接照射到強大亮度之光源，例如雷射光（激光），以免失明。

（3）作好溫度控制，以免太濕之空氣環境導致肺癌。

（4）聞有異味時，立刻捂住鼻子，迅速離開現場，以避免呼吸器官之細胞被鏽化而至癌。

（5）吃東西時，務必要一口一口咀嚼，如覺腐敗等異感請立刻吐出。另外吃完後以雙手壓下顎後吞下大量唾液。由於唾液內含有一種可將亞硝酸鹽之致癌物還原為硝酸鹽的非致癌物質故，可有效避免各種癌症之生成，乃是最簡單之防止癌從口入的法。

（6）凡是盡力而為，勿給自己太大壓力，以避免腸胃癌。

（7）避吃食醃漬、罐裝、回鍋油炸品及添加防腐劑之食品，重新鮮、自然食品、少吃加工食品以免胃癌。

（8）多吃蔬果少吃肉，以免血液呈酸性，可減少細胞被鏽化之機會，因為在酸性中，使人體鏽化之氧帶電原子（自由基）會轉變為氫氧帶電原子（自由基），而使鏽化力提高十倍，即吃食酸性物質致癌率將提高十倍。

（9）勿太緊張、憂慮。心頭有事不妨找朋友傾談一下，防止長久積壓會導致腦瘤。

（10）每天吃一顆維他命E及C建立人體內的高度抗氧化機構。維他命E具高抗氧化能力，但由於不溶於水，故應與維他命C合併使用，使之還原可提高其重複使用率，進而提高維他命E之效能。

（11）勿採用突變行為：例如勿在吃熱食後立刻吃冰，否則由熱至冰的突然之變遷環境，會使染色體的端粒結構瞬間產生異變而致癌。推而廣之，「平和輕鬆」（Smooth and easy）去處世乃是防癌必備的心理精神狀態。

（12）勿熬夜：有些激素只受夜間睡眠指令之控制而分泌，若常熬夜會致肝癌。

（13）少食煙酒：因其內含有大量致癌物。

（14）自備礦泉水飲用：筆者任教之處可謂風和日麗、鳥語花香，可惜與塑膠廠毗鄰而居，雖然該廠以前每利用下班時間排放廢氣，然多少會有些有毒物質溶於蓄水槽及水管路中（例如水管破裂時），加上水管管路屬管線末端水壓不足易積污漬又年久失修，故飲用時常聞異味欲嘔，在短短十年內，竟先後有五位同事罹患胰臟癌，淋巴癌、肝癌、胃癌及喉癌，關於胰臟負責提供酵素分解食物、淋巴結又多聚集於喉部，肝臟負責解毒，喉部是飲水及食物之主要通道，胃乃是以水蒸煮食物消化的大本營。故筆者實在有理由懷疑，不潔水鏽化了多位同事之細胞而致癌。

故當您對水源之乾淨有所疑慮時，不妨自購礦泉水或蒸餾水飲用！當空氣不潔時尚而有政府發佈空氣污染指數供我們提供對策，可是當水質污染時，恐怕只有自求多福了！

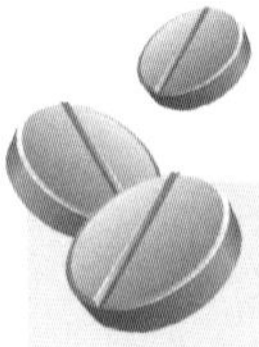

九、疼痛

（一）脊椎纖維與光纖

人體內含有三百億的小細胞，每個小細胞本身即為一電性血漿（plasma），每一細胞本身即是小電腦，猶如一小能量處理中心，只有千分之一毫米左右的大小，所有人體內的光電反應產生時，會使細胞薄膜上鹽份（鈉離子與氯離子之結晶）溶解，形成一正負兩極之電氣信號　經由脊椎之神經纖維傳遞至大能量處理中心，再由大能量處理中心發出指示之「光電」信號傳遞至末梢神經（接至臟腑及手足），而轉化此種光電信號應是所有器官及臟腑組織出生後即具備的基礎。脊椎纖維則類屬光纖，負責傳遞人體信號。

此大能量處理中心有二，一為心臟右方之「節律點」，自行控制心臟之跳動，血壓之高低，以輸送人體養分，另一則為人腦。

腦位於頭骨內，分作大腦、小腦、中腦、橋腦及延腦，大腦為命令中樞，延腦下接脊髓，藏於脊椎骨內保護著以免受傷害。腦及脊髓稱中樞神經，位於腦及脊髓的神經稱周圍神經，由脊髓發出接於臟腑的稱交感神經及副交感神經，以完成平衡作用。痛感其實指的是身體上「變異」的信號產生後被偵測出來，所以不管是何種疼痛，例如：頭痛、牙痛、腰痠、背痛皆是代表一種變異及保護機制，例如，對於糖尿病人，由於胰島素異常，對於神經的傳導異常，常無法偵知痛感而失去保護機制，故常弄到最後使手足受傷而非得截肢不可！

人體背部有膀胱經經過，含有十二經脈

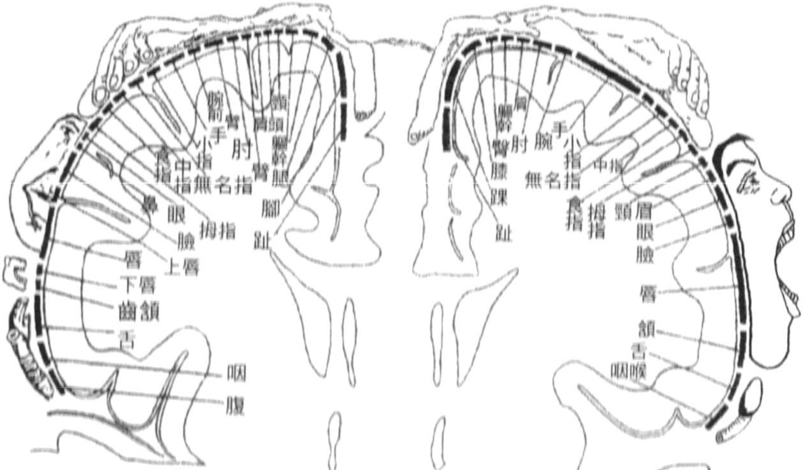

圖9　神經反射區域圖

之諸多「俞穴」（初始之病發於俞穴），所以臟腑病變也會引起疼痛。神經纖維由神經枝構成，內有樹突（信號感測子）、細胞體（感知並轉為光電信號），軸突（傳遞信號，外有髓鞘包圍保護）。脊髓位於脊椎骨內，細長圓椎形，上接延腦、下接尾椎。脊髓神經計31對，在背支的稱感覺神經枝，在腹支的稱運動神經枝，分佈到內臟的稱自主神經。

圖9，顯示大腦各部分相對身體之神經反射區域圖，而穴位刺激形同大腦的活動刺激，此圖檢查比對那處頭痛可知反射了那部分病變，並透過按摩頭部或阿是穴刺激可達到解病進而消除頭痛之功。

（二）頭痛

頭痛之處理步驟如下：

1. 壓按腦疼痛處，如有流動性之壓痛感，則可能有腦瘤生成，須送醫作斷層掃描，以入禪氣療法慢慢疏通腦血管。如未有上述現象，則類屬一般頭痛，則請續依下法為之。

2.若伴隨牙痛：請立即刷牙後含上一口鹽水（當吃甜食太多時，生成之碳酸太多，會抽離牙齒中之鈣而生成碳酸鈣，故須以鹼性之鹽水中和之再補充鈣）、茶水或牛乳於口中，之後在大腸經之井穴：商陽穴（圖7）貼上一片磁力絆或在大拇指及食指中凹陷之虎口凹陷處（合谷穴）壓按約五分鐘可止住牙痛並進而解除因牙痛引致的頭痛。

3.考慮是否為女性經期內之伴隨肚痛性之頭痛：檢查左右大足趾之脾經井穴：隱白穴（圖8），或臍下三寸之關元穴（搓揉之必現痛感）貼上磁力絆，小睡半小時，頭痛、肚痛必減弱或消失。

4.如在室內可能為缺氧性頭痛：打開門窗作三分鐘深呼吸即可止痛。

5.如感冒所引起之頭痛：在關沖及少商穴上貼上磁力絆，一天可治癒感冒及頭痛。

6.以手揉按前頭部兩側之凹陷處之太陽穴五分鐘許可減輕所有性質之頭痛。

7.檢查（搓揉）十二經之井穴看何穴出現痛感（酸、刺或麻痛感）若有，為臟腑病變引起，則在穴點貼上磁力絆。

8.減少維他命A食物之攝取量，看是否緩解。

9.如偏頭痛（固定位置之單邊頭在痛）：當為生活上之壓力所引起，則須針對壓力所形成的原因，設計出一套解決的可行辦法，然後對自己念著：「按此為之，必可消除頭痛！」如有怨懟，可將人、事及怨言書於紙上發洩之，當壓力消失時長期的偏頭痛必霍然痊癒。

如是剛從沙發或不平直的床鋪醒來，或者是長時間扶案書寫或工作上的坐立姿彎曲，因為彎曲之脊椎會使頭部或顏面神經等被壓而引起頭痛及神經痛。則以手刀敲打頸部隆椎穴環椎穴（頸部支撐點上）五分鐘，然後上下左右甩甩及旋轉頭部，則頭痛及神經痛必消失。任何頭痛即使不明原因，也可壓按足大拇趾與足二趾交會處之行間穴，可迅速解痛。

（三）神經痛及治療法

當神經網路受到壓迫、迭交或變形甚至斷裂時（通常只為壓迫或迭交），此種變異之信號會引起細胞膜電位差之改變，而由神經纖維傳遞引起神經痛，若置之不理，此種長期的變異信號電流會蓄積多餘之熱能而傳遞至臟腑，造成臟腑病變，不可不慎。常見的有：

1.顏面神經痛

俗稱三叉神經痛，當頭與頸部連接處（即為頸椎之始的環椎）發生撚轉或斜轉時，脊椎神經孔的位置會移動而接觸不到神經尖端，引起痛感，且當纖維持續「動態上縮短」時，會使痛感加劇。

2.正中、橈骨、尺骨神經痛

脊柱上計有七頸椎、十二胸椎、五腰椎、五骶椎及一尾椎，而以第七頸椎固定不動以作為支點稱隆椎，當隆椎上方之脊椎不正時會後頭神經痛（頭後部疼痛），頸椎異常會引起椎骨神經痛（姆指張不開，手無法上揚）；隆椎下方骨骼異常致尺骨神經痛（小指及無名指痲疼），環椎異常致正中神經痛（姆指食指中指痲疼）並可能伴隨三叉神經痛（臉劇痛），所以在日常生活上，要防止頭痛神經痛的最基本辦法乃為「注意脊椎曲線之直線性」，故須躺睡平直之床鋪，或更換已彎曲變形之彈簧床，並永遠記得要「抬頭挺胸直背！」

如果不幸罹患神經痛，也只有矯正脊椎，注意坐立姿勢，鈣療法（尤其是末端神經痛，患者初期喝醋軟化骨組織，後期補鈣強化骨之密度）之法了。

（四）筋肌骨勞傷

有別於神經痛的放射性延伸痛點；筋肌骨的勞損受傷其痛點只固定在某一部位並不會延伸。常見的肩頭痛、腰痠、背痛都可在患處附近找到凹陷的壓痛點（阿是穴），挺直脊椎壓按數分鐘即可解除；至於骨傷、肌筋膜炎因患處受傷，則宜在腳踝外處凹陷處之崑崙穴加以刺激（壓按、熱吹、貼絆等）（此時按壓該處會有痠痛感），可迅速緩解疼痛，尤其對落枕、五十肩、臂酸麻無力更有奇效。老師、美容師、嗜賭者、腳底按摩師最易染患此職業病，可將之告訴你的親朋好友。至於疑難雜症之疼痛，則以熱吹肩胛骨以刺激其旁之膏肓穴有奇效。

（五）病變性疼痛

脊椎不正、老化、缺鈣，骨頭的垂直分量無法承受地心引力只好增生骨頭，若刺及神經曰骨刺，但不夠長度的脊椎纖維傳送信號造成勞損會引至臟腑病變，但臟腑病變也會導致神經傳遞出一個「痛」信號，造成神經痛。如心血管疾病造成顏面神經痛、呼吸系統（肺、支氣管等）疾病會造成尺骨神經痛……若是臟腑病變所引起之疼痛，則宜透過後述之疾病療法為之。惟注意點，病發時若作阿是穴檢查而發現反射痛點有數處，則痛感最深者為疾病之本源反射點、發射點，宜從此穴位下手。

（六）腦嗎啡止痛

人體有天然嗎啡可以止痛。以左右雙手之大姆指、食指合捏住左右耳垂（形成正負電極），閉眼（生成腦α波），約三十分鐘後所流過腦內之腦嗎啡量，將足以止住牙痛級的疼痛，並進入潛能態，緩解疾病。

十、物理養生七要點

就現代人而言，感情、工作上之壓力造成激素分泌不足；失眠造成休養生息不正常；吃精緻食品少了纖維素，排毒異常；太多酸甜食品酸化了血液本質；彎身作息弱化了脊椎；喝淨水不足汙化了血液；爭食能源使乳製品昂貴而無法多食之而缺鈣。所以（1）**調整為鹼性體質**、（2）**矯正脊椎**、（3）**充足睡眠**、（4）**食纖維品**、（5）**補充鈣質**、（6）**飲足淨水**、（7）**消除壓力**為現代人之養生要點，再加上常放鬆身心閉眼進入低焓之潛能態，則由物理學觀之，將有物質（營養）、環境（血鹼）、溫度（體溫）、壓力（正常血壓、氣壓）、低焓（入禪）讓新陳代謝足以進行，並有維生素合成酶、礦物質加以啟動酶，來達成催化劑之催化使人體運行順暢，偉大的人類何愁疾苦？

第二篇

潛能與醫學

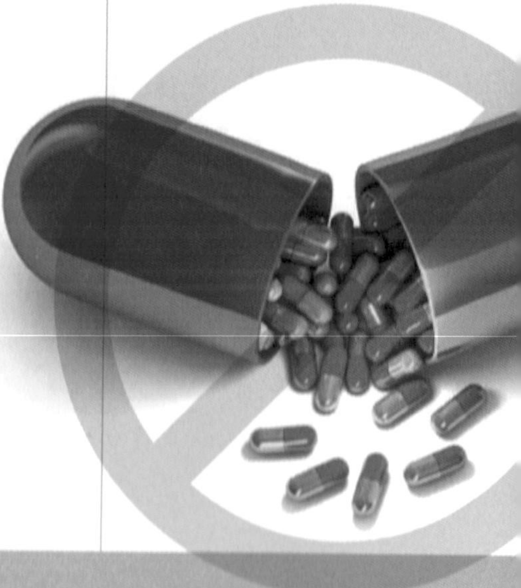

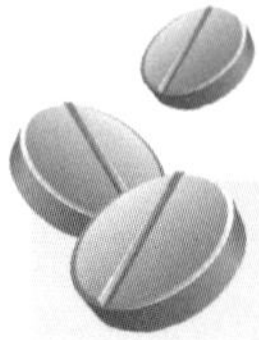

一、生命能源波

宇宙從何而生？依據混沌論，宇宙始源於大爆炸，伴隨的是一種名為α波的波動傳遞並沿空間擴張而存在於各種生命體中，而將之名為生命能源波。

台灣的生命科學協會研究，以α波照射胚胎，胚胎吸收了它會發育更完美，但以任何形式能量的高低頻波去照射它，則會對其有不良影響。α波的頻率為8～13 Hz之間，分析其頻譜是屬於1／f的振動（f為頻率），即其功率會隨著頻率的倒數（週期）的增加而遞減的一種波動，在人閉眼時可在腦波中輕易量測到，至於開眼時則出現β波（頻率為13至30 Hz）另有催眠或入睡之更低頻波。在台灣以開、閉眼代表二種數位信號（1與0）去控制開關的實驗也已經完成。

在地球表面與一百公里高空之間的電離層形成了一個球狀之共振腔，電磁波可以在其內振盪，在西元一九五九年德國科學家舒曼作了理論預測而於一九六〇年獲得證實，此種電磁波稱舒曼波，此種振盪稱舒曼振盪，而只要地球上不論何處有閃電就可以激發舒曼波，繞地球運行。

巧的是舒曼波的最低頻為8 Hz，波長約四萬公里（恰為地球一周長度），換句話說，舒曼波存在於天地之間，頻率與 α 波相同，當氣功師接受天地之氣與人治病時腦中亦出現 α 波振盪，頻率也是8 Hz。

所以說，舒曼波亦是廣義的 α 波的一種類別，是存在於任何生命體內的一種能源波動亦存在於地球上之空間，是天籟之音，也是存於天地間之信息能量。

α 波內含各種特低頻能量，在放鬆入靜時出現的振幅最大的波動能量集中於10 Hz左右，稱中速 α 波，由於此時潛能開展，又稱潛能波。它可輕易的在練習禪坐及禪臥、太極拳者的腦波內發現，在氣功師父發功時，其振幅特大，也稱氣功波。此外，當 α 波出現時，腦內會流過多巴胺等類似嗎啡成份的物質，使人如服食嗎啡般飄然，而人體愉悅的程度也與 α 波的能量正比，故也等同「快樂波」。

二、氣場與氣功態

（一）人體氣場

何謂「氣功」？如圖十為人體氣場圖，當生物電（血）流沿人體中線行經線圈狀的大小腸，依佛萊明定則，則產生了人體中線之同時磁場（1），此磁場在人體之頭與底形成了磁力線，組成了磁偶極子場（像磁鐵棒），同時形成了（2）之繞行人體兩側之輻射磁場，而中線之磁場又誘起了垂直脊椎之電場（3），此外另有沿手腳生物電（血）流所引起手腳橫切面之磁場。總言之，基本上它是含電磁波的一種能場。此能場是一個紅外線場並被一低頻波（α及β波等）所調變，振幅變化在6.35毫米至50.8毫米。

（二）禪氣與功效

禪在梵文上即為冥思，即放鬆肢體統一精神，以進入「單」一心識。在入禪時，人體氣場由於電子回歸至最低能階進入低「焓」境界，謂之「無火境界」，即「炁」界。為使冥思態持久，採穩定之盤腿打坐，手交握，姆指相抵，閉眼集中心神於人中穴，致使人體氣場統一，生命能源波經行全身經絡，謂之「集炁」，集炁經一段時間經由手等部分放射而出，或經行一段距離作用於某人物，是謂「發炁」，即俗稱的「氣功」或「炁功」。而「炁」即為古文「氣」字，「无」為無，「灬」為火，「無火」生「氣」，氣功即為無火功，禪功。

提出波動方程式的薛丁爾（E.Schrodinger）說：生命之能夠存在要靠環境中獲得負熵，或者說要「吃進」秩序才能維持有序之生命結構。熵是體系狀態數取其對數值的恆量值，亦即狀態多，表無序程度愈大，熵值愈大。而在氣功師的頭頂空間會出現一亮點比周圍溫度高約2℃的輻射場，也就是說此時氣功師吃進了負熵，因為生命結構被序化了。

另根據氣功實驗顯示，氣功可以使多醣體及三磷酸甘的含量增加而提高了腦力；可以增加唾液的分泌量，增強口腔之免疫功能（唾液中含有各種抗體）；並可使皮膚的電阻增加；血乳酸濃度下降，焦慮減少；血漿皮激素濃度下降，血壓下降、心跳減緩、耗氧量減少，基礎代謝率（蛋白質更新率）降低；延遲衰老並使免疫力增強，也可增加呼吸及消化功能（膽汁分泌增加）；並可增強副交感神經胰島素系統之活動，同時降低交感神經之興奮度，調節了人體系統中原有的平衡，且可減少血醣進而調節了血醣濃度，進而改善了糖尿病患者的血醣調節功能。

此外氣功師發放的外氣還可以抑制癌細胞的增殖；降低濾過性病毒之活性；打斷DNA鍵，並改變雷射（激光）之偏振角度，真可謂「百利而無一害」；而發功時其腦波也都出現α波，並隨入靜而使頻率略往低移動。此時若用壓力偵測器在其身上之重要穴位（如勞宮穴、精元穴等）可量測到8～13 Hz波，有效証明α波在大腦皮質層產生，並沿著神經及經絡傳遞且可儲能於身體穴道點。

在氣功師頂頭空間出現比周遭環境高溫的區域，違反了已知的熱力學第二定律，顯示「練功」不僅「吃進」了秩序，更「重建」了秩序。由於能量不滅，故合理的解釋為；調變低頻α波之人體紅外線氣場內所含的電磁場，為了傳送最大能量，在序化下產生的巨大諧振（共鳴）能量除了刷新氣血，破壞病毒結構，更放射出序化周圍空間的電磁場，而另生了一振盪能源。對練功者而言，人體是近於密閉系統，而產生的電磁波動場卻是開放系統，故能量場可增加、擴生。

台大李嗣涔教授研究腦α波，他將氣功態分為二種，一為共振態，此時腦α波的尖峰功率大幅增加；另一則為入定態，腦α波的功率大為降低。而進入到入定態後的較一深層境界，腦α波振幅將會

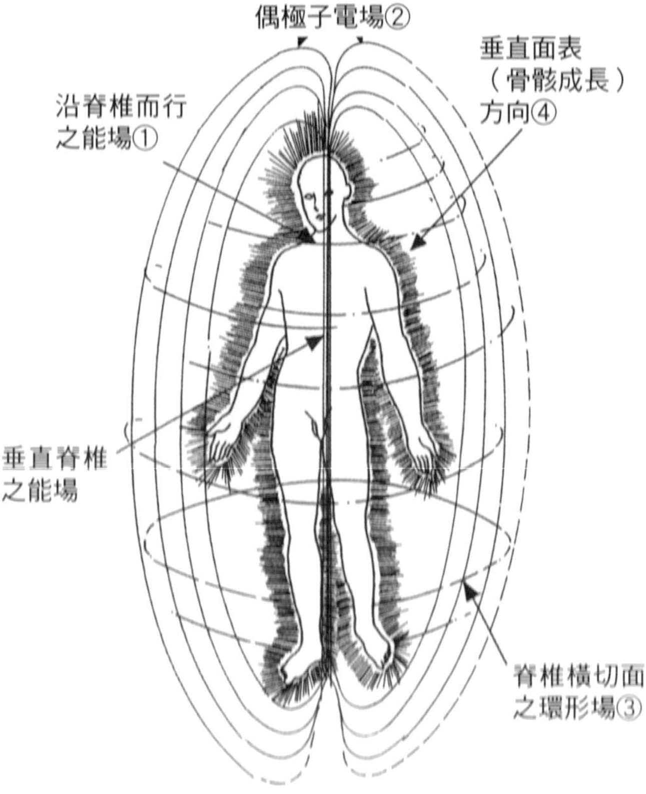

圖10　人體氣場

降為零的空無狀態，此種狀態筆者又特稱為涅槃態。

道家及佛家禪宗藉由法門練得共振之氣功態，而佛家及瑜珈則藉由靜坐及放鬆直接追尋入定及涅槃態。根據物理學說，物質可以形成波動，波動亦可組成物質，在共振（諧振）態下，α波的生命能源電磁波動循行經絡並序化了身體結構，此種電磁波與人體原有的蛋白質分子結構同類，易被吸收而刷新了人體組織及氣血但卻與病毒的結構異化，因此其電磁波場使病毒的結構因弛震效應而斷裂破壞，也就消滅了病毒。也就是說：**在共振態下氣功可殺死病毒**，刷新氣血，治好病變。而在一切功法中，筆者所推行的禪臥功法（見圖5）由於躺下使人體的心臟、血流、骨骼等負載（阻力）最小，又藉由合手足接通左右電流並降低盤腿壓力所形成的功能效果，在所有氣功中是最快速及宏偉的，故為筆者所大力推行。在實驗中二十人中四人首次即會發功，而量其手足的擺振頻率恰為α波的亞諧（一半頻率）波動，每分鐘擺振在三百次左右。

而達到完全放空後，即進入了宇宙的始點，混沌的空無境界，佛家又稱涅槃態。空無即「零」，証諸打坐類別內有人會手捏「○」的法印，且佛家觀音菩薩「心經」中的「色即是空，空即是色」之本義即「究竟涅槃」之真相。此「空」即是「空無」，

「色」即是「萬物」。此語真解為：「萬物在空無態下產生（宇宙混沌論），而只要進入空無之涅槃態，即可新生萬物。」

一個簡易的進入涅槃以新生細胞的易筋術的方法為：練功完後，躺下，四肢成大字型，深呼吸十下後完全放鬆肢體，閉眼、口，呼吸若有若無、耳不受聲波干擾，集心神於人中（或病患處），四體雖復有痾癢，不復蠕動，如此約半小時後，四肢和通、鼻息心跳幾無，將可體會細胞新生之美。筆者曾以此法治好了SARS（非典）所留下之後遺症：肺泡浸潤、多年的左食指端的麻痺症以及車禍所造成的腦瘀血頭痛。

筆者有位學生之父勤練禪臥功後治好了淋巴癌，我相信有一天氣功被完全解密後，會有更多的證據支持以下論點：氣功可治病強身，更是無痛無藥的治癌妙方。

三、鬆甜革命

（一）緊張致癌

科學家曾作了一個癌實驗，平行掛立了Ａ，Ｂ二籠，其下置了Ｃ蘢，籠內都有等量老鼠，Ａ籠內裝有交流電及一燈泡一開關，Ｂ籠內有電及燈泡無開關，Ｃ籠內沒通電沒開關但有燈泡。起先Ａ籠內通電指示燈亮後，老鼠受電擊亂闖慘叫，經試誤後碰到開關會切掉電源，之後老鼠有了對策，下次再通電，就會去立即切掉電源，三個月後，無一隻老鼠死亡。

Ｂ籠內通電後指示燈亮，老鼠一陣亂闖慘叫後無法切斷電源就靜止不動，如此歷經三個月後，全部老鼠皆死了，剖開後發現了癌細胞。Ｃ籠內雖無通電，但只要燈泡一亮，它們就如驚弓之鳥，因為聽到了周遭老鼠的慘叫跳躍聲，卻不知發生何事，如此週而復始的陷於緊張中，在三月後也全得癌死了。在此例中，Ａ籠老鼠由於試誤學習能放鬆的面對環境，B籠老鼠由於緊張恐懼而致癌，C籠老鼠光是由於長期緊張（並無被電擊的恐懼）就致癌。可見放鬆是多麼的重要，它是熟睡、發功、防病及開展潛能的必要條件。

練功者初始若先深呼吸後放鬆，然後再正式練功則較易發功。在過程中也會發現肢體逐漸放鬆通和，此時腦α波功率增大，腦內會出現類似嗎啡的神經傳導物質（統稱腦嗎啡），使人產生肢體放鬆及精神的愉悅感，其狀有如人吃了嗎啡一樣，透過愉悅感，人會變得更加樂觀、甜美。

反之，如果一個人處世樂觀，腦內也會出現腦嗎啡而使得肢體放鬆，若再閉眼則可增加α波的功率，進入氣功態，開展潛能或治好病變。

統言之，**達觀放鬆是一體二面，相因相生，循環進行，乃是健康長壽的必備課題**。故約旦記者曾詢問台灣駐約使節劉瑛先生，為何年逾六十五，仍無一絲白髮及老態的養生祕方時，僅答曰：「快樂」二字罷了。

所以，從今天起：「讓肢體放鬆，心理達觀」變成你的座右銘，給自己來一個鬆甜的身心革命吧！

（二）鬆甜法：以下介紹二種鬆甜實踐法

1. 捏耳垂法：有一種使人快速鬆甜的催眠法、止痛法並助於開展潛能，即為捏耳垂法：將人體的左（右）手之姆指，食指分別捏住左（右）耳垂，然後閉眼，由於耳垂係人體十二經絡之循行點，左右手有數毫伏之電位差，捏耳垂形成了一腦部生物電流通路，在閉眼下腦內會出現 α 波並刺激大腦分泌大量腦嗎啡，使人肢體放鬆，忘了痛楚，也可藉此快速愉悅入睡。

實驗顯示，約十分鐘可閉眼入睡，以治失眠。約三十分鐘腦嗎啡的分泌量可使得牙關放鬆，止住如牙疼般層級的疼痛。此法也可用於癌症病患，因為在癌症末期醫生是不給嗎啡止痛的，但也只有癌症病患的疼痛叫聲稱得上「淒厲」二字，慘不忍聞！故此法可降低癌症患者的超級痛苦。

2. 色彩放鬆法：你知道什麼顏色最使人放鬆嗎？答案是粉紅色，又被稱為所羅門色。曾有三位讀者拜訪我，提及了一個有趣的實驗：將某人甲左手的大姆指與食指緊扣成一圓圈，此時另一人乙以手指插入該圓內施力欲扳開此圓，通常會力不從心，但是若使甲之右手碰觸一粉色物質，會發覺乙想要扳開甲之圓圈那將是件輕而易舉的事情，因為甲的肌肉已放鬆了！

每種物質皆有生命，每種物體及細胞皆會放射出不同之電磁波，而分具不同的波長及頻率：而物質之各種顏色也代表其內部物質由各種獨立的波長及頻率組成，例如紅色波長七百奈米，而紫色波長四百奈米，科學已證實：顏色對細胞會產生影響，包括體溫、血壓、出血變化、氧之輸送、消化酶之多寡（所以食譜講究色、香、味俱全，色居首，例如黃色菜譜易使食慾增加），甚至免疫機能皆受影響。所以遠在西元前四百年，被稱為醫學之父的希波克拉底夫也曾用了色彩來治病。其中粉紅、綠、藍色皆有助於身心健康。簡述如下：

◎粉紅色：可鬆弛血管，放鬆肌肉，可更新老化，可消除皺紋、痠痛並治腫脹及皮膚損傷。

◎藍色：可消除緊張及撫慰心靈，並消除神經或肌肉緊張、失眠、高血壓及壓力。

◎綠色：具調和及建設功能，它可減低疲倦及對事物之不滿足及無力感，綠光治療通常備用於再生治療中，如森林浴等。

所以為了鬆甜革命，男生宜選穿綠、藍、白色（反射所有光波）衣褲，女生宜選藍、白、紅粉色衣褲，忌穿黑色服飾（雖吸收了所有光能可保暖，但壞的能量也同時吸收了），為了良好睡眠，床單、被單及枕頭套也最好選擇粉紅系列或藍、綠色系。

四、阿是穴密碼療

（一）痛點密碼

人體的臟腑、筋骨、肌肉要是出現病變，就會在相關的經絡上出現變異而傳遞到腦部而出現疼痛，有的痛感較顯著，不必經由手接觸即可感知，有的則須經由壓按才可感知，除患處外，在能場的交結點（電學上之節點）上形成了漩渦而凹陷之點（穴點）也會出現反射痛感，當有壓痛點出現，即代表身體某處有病變，壓按之，會疼痛的叫出「阿」聲，「是」者，「處」也，即中醫將在壓按時會出現反射痛感的穴道叫「阿是穴」。身體病變必出現阿是穴痛感，而只要能消除阿是穴痛感也就消除了身體病變。

（二）阿是穴療及三分鐘健檢術

古之針灸、刺、燒、拔罐、藥貼、推拿，今之磁力絆（含針灸辦及磁力絆等）絆貼、腳底按摩、激光照等皆屬阿是穴療，今之療法較前為佳，因為它易為且無痛，而且是非侵入（人體）性的醫療行為故人人可自為。其療法如下：

（1）先找出阿是穴

人體阿是穴點太多，筆者經多年研究實驗整理出十六個易尋的阿是穴如下：

1. 人　中：跪或站，雙手合掌豎立如禱告般，食指所接觸至鼻下臉唇上中凹之點，它是調控復元人體所有不正常的氣血脈動點，壓按之，在三分內可復元流血、抽筋、頭暈、痙攣癲癇、血壓及心跳異常、馬上風等。

2. 會　陰：站立，以中指向人體中線底部按壓而接觸到二陰（膀胱、尿道及肛門）交會點，它可調控精元脈動，防止精元過度流失，男子在高潮臨洩前壓按之，可止精元流洩，乃黃帝所著最古老性書：「素女經」上「交而不洩」的祕法。（詳見筆者著《愛，要身體力行》一書。）

3.井　穴：在圖7、8詳述人體十二經脈的始終點，它們對稱的位於手足指（趾）甲底部兩側凹陷處，由內而外，由手而腳，它們分別調控胃、大腸、血壓、鼻喉、心臟、眼（與小腸）及脾血、肝、胃、性、膽、泌尿生殖，共計十二阿是穴點，口訣為「胃腸血喉心眼、脾肝胃性膽生」，不記得無妨，只要每天玩十分鐘搓手足指（趾）遊戲，不管那側只要有痛感則是阿是穴，多搓搓可達檢查保健之功。

如此簡單的三分鐘全身健檢術及十分鐘保健術，何樂而不為？

4.崑崙穴：坐在與大腿等高之椅上，腰前彎雙手向足裸後側擺放可接觸到之凹點即是，它是調控筋、肌、骨的阿是穴，不管筋骨或肌肉勞損痠疼，包括五十肩、落枕手臂痠疼無力等皆收效宏偉，治療時間隨病情而異，若一般的腰痠背痛、落枕在五分鐘內可見療效。

5.行間穴：如前，雙手向前觸到腳掌之大姆趾與二趾間隙延伸約一公分凹陷處，它是頭痛的檢查治療點，一般頭痛，壓按五分鐘可解除。

至於反射初期疾病的俞穴乃位於後背狀如二條鐵軌，反射重病的募穴乃位於前胸，除肺之募穴位於鎖骨下，其餘皆位於胸中線及肋骨下，呈小字，如圖11、12，可於洗澡時以毛巾搓揉之。

此外揉按耳朵及腰環帶之所以舒服，乃因該處阿是穴密集之故。

（2）實施步驟

由病痛找出相關經絡再找到相關阿是穴，或在日常自我健檢中找出阿是穴比對相關經絡進而明瞭了自己罹患了何種系統的病變。然後先選擇閉眼以手搓揉阿是穴，疼痛感會隨病情的大小而呈現正比，在搓揉過程中疼痛會愈來愈痛表示在派軍作戰治療中，若達到最疼點後逐漸下降表示已出現療效，正痊癒中。像鼻塞感冒等急症馬上可見效；若是肝胃等慢性疾病，則可買來磁力絆貼上阿是穴，或是以吹風機熱吹阿是穴點。

此外，身體進入修護的要件是（1）有營養製造細胞及新陳代謝、（2）正常壓力及體溫、（3）進入α態，所以除了營養、喝足夠溫水及身心放鬆達觀外，你要學習一種入禪術，例如：打坐、站功……等，尤其是禪臥功（圖5）所示的禪臥，可藉由身體

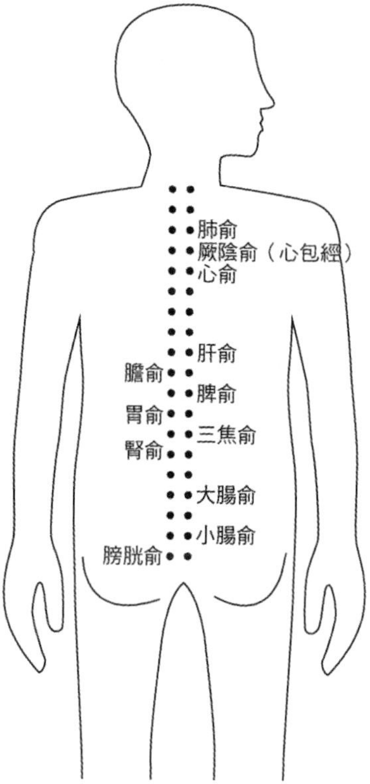

圖11 十二經脈俞穴圖

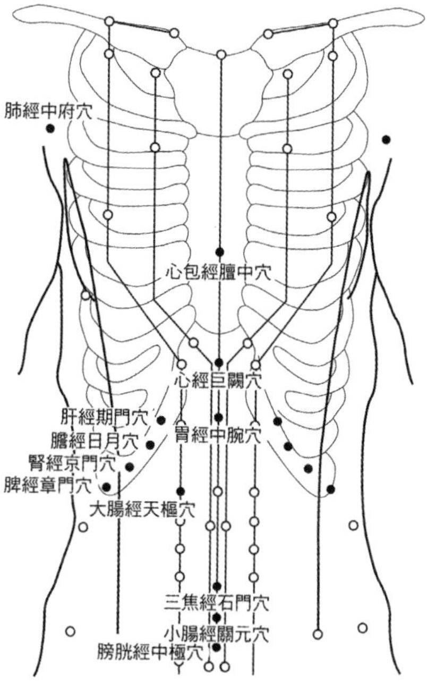

圖12 募穴位置圖

快速進入低能（焓）之密閉系，在氣阻最小之狀態下迅速把身體內之潛能波誘起成諧振之共鳴態，可以快速的吃進生命秩序並重建生命秩序，可以調節失衡的組織，在最短的時間內恢復健康。

但是人性是懶惰的，修護好的組織可能只是堪用品，人體雖會在發掘細胞不堪用時，自行下令細胞分裂，等舊細胞分裂成新細胞後，再將舊細胞自殘排出；但由於身體若只靠堪用品活，會不甚健康，雖沒明顯病痛但感覺仍不甚舒服，此時你可再進入「易筋再生」的另一 α 態，即涅槃態：躺下放鬆肢體成死姿，什都不想，進入「空無一切」之態，以心識敷在治療點上，此時該處若會出現酸痲躍動感，即在新生易筋了！但是組織的新生含太多的細胞更生，需要時間，所以你需要樂觀耐心含著感恩的心以待，無需急躁憑添壓力且要透過自我對話的過程，說他們很棒，還有，你自己也很棒！如此則可增加潛能，縮短療程。

五、氣療法與長生術

（一）非接觸療

如果你練禪功一段時間後，手掌心會放射出強烈的含α波的氣場，可用以氣療。其法為：令患者躺下閉眼，醫者（可以是他人或自我）手掌置於患處上方，雙手左右或上下快速移動，心中本著愛心、閉眼，跟病患的細胞一直對話著：請恢復至病痛之前的健康狀態。

（二）接觸療

醫者以左右手大姆指（大姆指之少商穴氣場值最大）及食指捏住患者左右耳垂，記得少商穴要接觸耳垂，醫者及患者皆閉眼以愛心默念「請治療疾病」，半小時後可見療效。亦可快速催眠。

以手掌直接置於患處並像前之般對話也是另類接觸氣療法。惟此時要注意身體極性，例如右側是正極，左側是負極，所以右手要放在右胸，左手應置於左胸上。

（三）長生術

（1）生命聯繫與訊息：

長生不老一直是人類的夢想，利用第一篇之波動信息論，漸進式的收集大量的好的生物能場信息進入人體或皮膚等，可讓人體逐漸往健康邁進，但要如何才能往新生、長生之大道前進呢？

（2）佛經密碼與長生術：

人體細胞在發覺不堪使用時，將會行分裂指令形成新細胞，在新細胞完成後，舊細胞將會自殘而排出人體，此乃換新過程，所以只要在細胞的極限分裂次數內人體是可以再生的。

通常去判決某組織不堪使用須經一段冗長歷程（因為細胞同人性是懶惰的只要細胞還堪用就不會分裂），但如果因於需要，須短時內完成換新，一個可行的辦法是，適當的以物理能量加以破壞，然後經由修護及再生的歷程完成更新。也就是經由一系列物理方法，完成破壞、修護、再生。

例如肌膚的換新，包括臉部，可先以果酸（適當濃度）腐蝕表面細胞，或以刮（鬍）刀刮之，以手指抓之，以菜瓜布磨之造成表皮細胞之毀損，然後由禪坐、禪臥等各種方法進入氣功態去修護，接著再設法進入放空之再生態——一個建議方法如下：躺下成大字型，深呼吸數分後放鬆肢體，閉六識，即閉眼、口、呼吸若有若無、耳朵聽而不覺、以意念看人中：可聞鼻息交會聲（此即「觀音」也）。

漸漸的你會進入空無境界，身心與大自然融為一體，此時腦α波的振幅為零，即為涅槃態或再生態，只要在細胞仍可分裂下（牙及生殖器官除外）任何壞的細胞都可以再生後栩栩如生，可以輕鬆完成換膚或易筋之功。而且在換膚過程中，因人體細胞在年紀大後就不再分泌膠原蛋白，但卻可在受傷後再重新分泌，故經由受傷後的換膚術後，表皮肌膚細胞不僅是換新了，而且還會因富含膠原蛋白而更富有彈性呢？但有一要件是，破壞的組織數（如肌膚之面積）不可太過龐大，否則修護再生的速率可能來不及更替原組織之破壞而造成後遺症，且要在細胞仍可分裂再生之情況下。

由於各組織及細胞都有一個新陳代謝週期，一般人皮膚約四至六月，臟腑大約三至五年，骨骼約七年，所以上述之長生術須有耐心的長期為之。

再舉例而言，如果一個人受了流感或SARS等，肺部病變雖然治好了（沒有明顯症狀），但此時肺部細胞因已受到浸潤，只能說是堪用品，所以胸悶、氣煩是常有的事。建議此時你可以用下法去更換全新的肺細胞：深深吸入一口氣後，以手掌輕輕敲打肺部，那些較好的肺部細胞因擁有美好分子鍵結構，所以雖受震能並不會破壞，而那些已受浸潤的細胞將會受損而變成不堪用品，進而產生「再生」需求。再經由如前的修護新生（禪坐放空）連串療程，在新陳代謝週期內將可以更新肺部，肺泡浸潤、胸悶、氣喘等現象將可以完全消除。

（3）涅槃新生術：

長久以來，觀音菩薩「心經」上的一段諺語：「色即是空，空即是色」常受誤解。事實上這句話意義宏大。色，乃指形形色色宇宙萬物。空，指空無涅盤、混沌態。此話真義為：宇宙萬物是在空無狀態下產生的，而只要人進入空無態、涅槃態，人就可以回到宇宙新生的原點而新生萬物，人體細胞當然也可以經由放空入涅槃盤而新生（與情色無關）。「但要在細胞仍可分裂再生的情況下，而大部分人終其一生都沒有把細胞可分裂的次數用完，即已病亡。也就是說，靠練禪臥等功進入氣功的共振態（腦α波振幅最大）雖可修護病變，但還須靠練涅槃功以進入入定放空態（腦α波的振幅為零）方可收易筋、新生細胞之功。」兩種功法為互補功。

「敲打、入禪、放空」之一系列物理療法適用於五臟六腑之再生此，外敲打及入禪可產生震動能而震碎一些無用之細小分子，例如結石，所以也可以用來治療腎結石及膽結石等結石症。

台語有句成語：「打斷手骨顛倒勇」，易即在手骨要斷不斷時乾脆打斷它，將容易再新生手骨，且反而會比原來的來的堅固，不也是同樣的道理嗎？推言之，你也可用手

（或他物）長期敲打腹部除了以上效果外，也因刺激到「關」係到人體「元」氣之關元穴，（臍正中下四橫指幅凹陷處），可強精補腎、緩解經前症候群，且因震動能震碎了腸內及附著之宿便，可順便解除便祕之苦，並達瘦身美容之功。

四年前筆者有位朋友羅患胰臟癌，經由台北市行天宮某師傅採用「棍棒敲打法」治療，至今仍健康存活著，未聞癌苦。

涅槃再生術即是古代的易筋術，透過易筋再生新組織可治療傳統所謂的不可逆性疾病，包括組織纖維化、肺泡浸潤及肝硬化等類的疾病。

六、甜美心理療

發揮潛能，心理上一定要快樂，要有愛心。快樂有二種型態：一種是「快活」，來自於位階的比較；當「比上不足而不快活」時要想到「比下有餘才能快活」，正如「別人騎馬我騎驢，回望路上挑腳夫」的心境。另一種是「愉悅」：與能源的共鳴即生愉悅感。其中與人類本源的共鳴是宗教，人與自體的共鳴是氣功，人與人或事物的共鳴即是歡喜心或嗜好，與腦思想波的共鳴即是愛心。

也就是說，一個人要想快樂，除了要少比較，少求於別人以免受挫，產生沒成就感且衍生最不快樂感外，還要在宗教（或主義信仰上）上尋求慰藉、在嗜好上、娛樂上找尋成就感，更要透過愛心的實踐、氣功的鍛鍊、微笑的練習、抱著知足感恩的心態去處世，把「對不起、謝謝你、你好棒」掛在口中，把「我好棒」放在心裡，凡事盡其在我，但看天命。隨緣生活、隨心所向、隨性而往，當可活出自我、健康、快樂。

由於人是感情動物，所以在情感上產生的挫折感最易使人不快樂，即使壓力消除，但那不快樂的情境如影隨形，使人不歡。所以要透過「情境治療」逐漸淡忘不樂感。

具體的作法即是製造出事件發生的類似時空情境、對象，但卻是另一種快樂的情境。例如：當你交某個外國的女友，終因宗教信仰不合而分手 你就再去交個外國的女友但有相同的宗教信仰的人去談戀愛，正所謂「從那理跌倒，就從那理爬起」；人腦同電腦，對資料（含影像）的處理方式採取的是「先進後出」的堆疊方式，而且係按「同類型資料放在同一位位址（記憶處）」的資料保管方式，當你逐漸把一些同類型的眾多快樂「影像堆疊」在舊的不快樂的影像上，那些不快樂的影像會逐漸被壓縮在記憶深處而漸少浮現，久之你就能淡忘、遺忘。

而且，你要每天在睡眠前與自我對話，比對你白天行為表現與內心自我的要求與期待是否同步，並勉勵你明天的表現能與內在的自我同步，而且明天會比今天更美好，因為人的白天行為表現與內心自我不同步常是不快樂及作惡夢的源由，那麼你必可心安理得在「我一定會成功」、「我一定會更好」的信念及微笑中酣然入睡，迎接嶄新的明天到來。

第四篇

能量療法

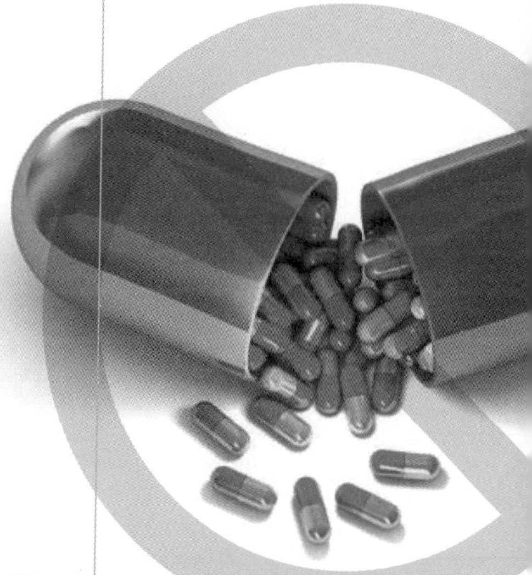

一、範疇與類別：

（一）範疇

如前所述，能量包括質能、動能、位能、熱能、摩擦能、化學能、電磁能、光能、波動能、潛能（激發能）等，依據所用的能量屬性而將之分類，整理書中及最常見的，有下數種，但它不適於中毒、車禍、失血過多、器官衰竭等急症，而幼兒潛能尚未發育成熟也併除，其十大類別如下：

（二）類別

（1）食療：物質內含質能，透過吃食食物以補進或卸除身體所需或多餘的營養以達健身的目的，稱食療。如吃肝補肝、吃魚補愚（魚含有各種好營養，會使人變的聰明），吃鈣片補牙骨等。讀者可從書中第一篇食物的內涵，針對自己的健康，設計自己所需的營養食物，以達保健之功。

（2）**動能療**：透過運動鍛鍊可強化人體身體機能；另外透過拍手功可刺激肺經強肺，每日以手拍擊下腹部，可刺激關元強化精力及性力外，也可使宿便的粘著粒子減小及減少，強化消化及排毒系統。

（3）**熱療**：針對患處或穴道處給予熱能，可達成兩種作用，其一為使細胞分子獲得熱能轉為動能，打通阻塞之氣血或化除瘀積之冷氣、結晶等，另二為透過刺激穴道，使身體集中修護能量於相關的經絡所引起之臟腑病變上，以快速達到治療之功。常用於氣結不通、風濕、痠痛、受寒、腹瀉、瘀青或阿是穴療法上，以前用灸燒，現則代以吹風機熱吹或激光（雷射）照射。

（4）**色療**：利用粉紅色、藍色、綠色光之具有使人血壓降低、心情放鬆的特性，進入或接觸此等空間或物質以激發人體 α 波之分泌量，開展潛能、以達治療之功。

（5）**電療：**利用人體的電極特性，透過手掌接觸或放電，補充正負電粒子以達健身治療之效。或者如市售之電療器乃振盪出 α 波之倍頻波，貼於阿是穴上引起人體 α 波共鳴來治療病變。另書中所提的，開眼捏耳垂分泌腦嗎啡以減輕疼痛、催眠及加速病變療程所用之原理，也來自於人體兩手具有五毫伏左右之電位差。

（6）**氣療：**瑜珈、打坐、禪臥、太極以及所有的自然功法：香功、站力功等皆屬打通人體氣血、翻新人體組織的氣療法。在所有氣療法內，據讀者反應，筆者所創之禪臥功是最簡易、最快發功及收效最宏大者。

（7）**意念療：**以絕對戰勝病魔的樂觀心態，透過自我對話給細胞下動員令，並以心念專注於病患穴處上，必可集中能量減短療程。

（8）**α 波療：**所有透過激發潛藏人體 α 波產生共鳴以開展潛能之方法皆稱之。如捏耳垂、樂觀、愉悅、聽天籟、欣賞大自然美妙波動、閉眼放鬆、氣功、愛心等皆可使體內 α 波倍增。而使 α 波歸零之涅盤態，又啟動人體組織新生再造的奇跡！

（9）**電子療**：如書中由人體的生物電流特性所發展出來的療法統稱之，其中最方便且收效最廣，最容易者當屬激能法，即透過古代針灸，或今之揉按、光照、絆貼（無痛之磁力絆或益力絆）於阿是穴（尤其是手足指趾之井穴）上，除了給細胞一個「我知道」的回應外並指示其在相關的經絡上派兵遣將，找尋病變點源，進而再進入 α 態，快速治好病態。由於阿是穴屬人體密碼，故又稱密碼療或其它依電子醫學之特性發展出來的醫學皆稱之。

（10）**物化療**：依照物理化學的原理所設計出之療法稱之、常用於保健上，如本書中所提及的，不突變的生活方式，以免受突變所引致的大抗力所傷；多接觸你所欠缺的好能量及波動訊息；心不二用；勿積壞能量以至質變生癌；消除壓力以免頭疼；鹽解治疱疹等皮膚病；少喝炭酸飲料；多吃蔬果及保持體溫以利新陳代謝……等皆屬之。

二、能療步驟

能量療法的步驟如下表一，首先接收訊息找出需要，在第一時間上決定能量模式及訂定能療計畫（含能量分配優先順序時程等），之後要立即執行計畫，將結果與原計畫比對找出偏差，並修正計劃或執行細節後再續行；若有成效，則要一直進行三個月以上，以使好的效果變為常態性方為功。且在執行時要常以信念即誘因來強化動力，並以放鬆樂觀來開展人性潛能。

（一）找出需要

可由內視，外觀感覺及外測三法找出需要：

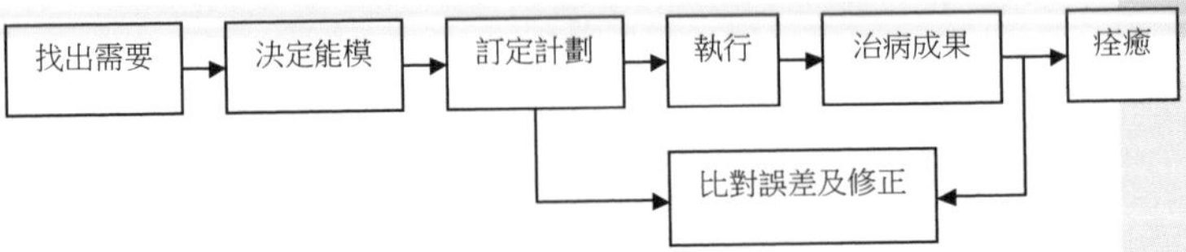

表一　能療步驟圖

（1）內視：

躺下成大字閉眼深呼吸後，放鬆肢體成入涅槃態，以心識掃描全身後定於人中穴上，此時有病患處會出現痠、麻、疼痛、癢、不通或躍動……等，各種不適感。

（2）外觀：檢查人體六識：

1.眼：眼是否有血紅絲或呈不對顏色（如黃色）…等。

2.耳：耳內是否積水或化膿。

3.鼻喉：是否鼻塞、鼻癢、流鼻涕、咳嗽、喉痛。

4.口腔：口腔內是否破孔、口臭、牙齦出血、舌苔須呈現白薄濕潤無裂痕狀（黃苔為消化系統病變，紅苔為膽胰毛病，褐苔為膽病，舌灼熱為缺維他命B）。

5.小便：小便是否淡黃清澈不黏濁（血尿是泌尿系統問題，紫尿是鉛中毒，白尿是泌尿系統感染，黃尿是肝膽病，黑尿是中毒、溶血或黑色素瘤病，藍尿是服藥故）排尿是否困難疼痛（尿道感染），遺尿、頻尿表腎虛，濃尿表泌尿或生殖系統病變。

6.大便：大便是否順暢且成黃褐色（綠色為腸道問題、灰色為膽胰病、深黃色為黃疸、血色或出血為消化道病變、白色溶脂狀為消化不良腹瀉），而屁惡臭是食肉過多消化不良，大便後起身頭暈乃低血壓。

此外，身體四肢是否腫脹頭疼也要檢視一番。

（3）外測：

1.手測（三分鐘健身術）：閉眼、以手揉按對側之十二井穴，找出呈現痠、麻、疼之反射穴道比對圖7、8，找出相對應之經絡病變，迅速的做好六臟六腑之病變檢察，再壓按崑崙穴檢查是否有腰背筋骨痠疼，並壓按行間穴（足大姆趾與二趾在足掌交會處）檢查頭痛及手摸頭是否發燒，如此可在三分鐘內做好全身檢查；

2.表測：學電機電子者，可用三用電表之R×10K檔，一端接手心凹點勞宮穴（當作接地點），一端量十二井穴，若電阻特別小或特別大者之相關經絡即為病變處，若依三用電表線路圖換算出經絡電流則更精準（正常一般人的經絡電流在30~50μA之間。若否，則代表相關經絡所反射之臟腑異常）。

3.感覺：指精神上的感覺。身、心是怎麼連結還不是十分清楚，但是若有初期或是潛藏疾病精神上絕對會出現不適感，所以感覺是最好的「量表」，尤其是在檢核能療的成果上更可凸顯出。也就是說，在判別我們所設計的能療是否有效及正確上，我們可比對在入禪二小時或睡眠八小時後的精神感覺，若感覺較佳則療法為正確，耐心為之，康復可期，否則要修正療法或實施細節。

(二) 決定能模

不管你決定何種能模，一定要依病變狀況，利用現有資源選用自己身邊所擁有的最簡便且最迅速的除治標外兼可治本的方法加以實施。例如在吃甜食後牙疼，你固然可以物理療內之捏耳垂法分泌腦嗎啡、或電療法中捏商陽穴止疼，但最好是以鹽水刷牙（甜生血酸，抽離牙鈣故牙疼，酸鹼中和後就不疼了）後再吃鈣片或喝加醋之骨湯（醋會溶出鈣）以補鈣才可治本。又如流鼻涕咳嗽時，你若選擇密碼機能法，而搓揉關沖穴以通鼻止咳外，還要搓揉少商穴看是否有痛感，以判斷肺是否受到浸潤，再決定能療計畫內是否要涵蓋肺部的治療。此時若手中有吹風機可熱吹此二穴道，以同時治療咳嗽及肺傷，若有磁力絆，貼絆即可，若二者皆無只好只靠手搓揉治療了。

（三）提供痊癒誘因

壓力會造成疾病，疾病也會形成壓力。所以人們最常患的疾病是感冒，因感冒可自然痊癒，但它又對周遭親人提供了暫時停止工作，安養休息而又獲得慰藉的好理由，所以人們遇到大壓力時，潛意識中會希望藉由小感冒來逃避或消融壓力。

長期染病所帶來的好處也多多，這更是為何復健病人常無法痊癒的主因，所以對於長期復健病患，必須提供痊癒足夠誘因，期許他（她）痊癒所帶來的好處有多多，遠大於生病帶來的好處。例如許諾自己或對方一個長久以來一直未實現的夢想，如到巴黎旅遊等等，這樣子藉由想痊癒所提供的信念魔力，會使病患身心全部動員，發揮潛能，早日康復，減少療程，甚至見證奇蹟。

（四）執行計畫

執行能療要注意以下各點：

（1）時間點之配合：治病一定要及早在癥候初發期為之，古書云：「上治者治皮毛，中治者治筋，下治者治臟腑。」西洋諺語：「及時的一針（刀）可以省抵九針（刀）。」治病就如打仗，要在敵軍（病毒）剛入侵還水土不服沒擴增（繁殖）前就迅速動員調兵遣將，才可迅速打敗入侵之敵軍。也像補衣褲，要在初破時即時針補，若拖延曠日，將錯失先機，延誤了戰勝時機或補洞，將曠日費時、事倍功半！

而且兩種不同類型能量具有堆疊效果，也就是說你可採用物理療或電子療但也可以同時採用心理療法，樂觀面對、不恐懼、不緊張，以入α態發揮潛能加速痊癒，但同類型能量卻有互相作用的影響，對效果有可能是相加亦有可能是相減，所以時間點的配合會很重要，例如有牙周病者吃食物後十分後才刷牙，由於牙菌已增生，故牙膏內的些許甜物也會侵蝕牙齦，所以刷牙最好採「三三制」，即每三餐後三分鐘內仔細刷牙三分鐘，筆者有位友人即徹底實施此法，年逾五十，仍有亮麗堅固的牙齒教人羨煞。又如剛喝完檸檬汁（被吸收後為中鹼）欲調整血液的鹼質部又馬上喝甘蔗汁（含蔗糖吸收後為弱酸）會中和抵消調整血鹼之效果。

（2）分清暫態與常態：如果我們現在做隧道工程，在爆破後去檢查坑內一定是碎石遍地、髒亂滿坑。同理，若我們在免疫細胞與病毒作戰後，即使戰勝也會留下一堆戰死細胞及病毒，此時若檢查血液值，一些相關數據也定會顯示「病」態，搓揉阿是穴，疼痛感也會存在。所以，若採井穴治療搓揉時，痛感暫時會逐漸加劇至最高點，此段是治癒期，之後痛感會逐漸下降終至無痛感之痊癒期的常（永）態。所以電子醫學上很重要的是分清暫態或穩態，人的狀態隨時間而變，包含病理也一樣。

（3）挑選時空：情境產生思想，思想產生語言，語言產生文字。若能輔以情境治療當可事半功倍，例如入禪時挑選藍綠空間易使人鬆甜發功；而壓力會產生疾病，所以若能改變居住或辦公場所或出國以逃離生病的時空點，當有助治療，若能選擇一有美麗回憶的地點去進行療程更佳。筆者以前常在七時板橋住所如廁時，搓揉尾指少澤穴以刺激小腸，無形中也刺激了眼睛就會流眼淚洗眼睛，形成常態後一段時間雖沒搓揉，但只要是七時左右經過板橋也會自動流眼淚洗滌眼睛，這就是情境治療的效果。

（4）要下動員令：人性是懶惰的，細胞也一樣。若一件工作緊急時可在一天內完成，但若長官不要求下，下屬往往會拖至一週；同理屬一週工作，長官要求集體加班一天也能完成。但由於人體能量總和為定值，所以你要進入氣功態來吃進秩序外，還要依照治病的優先順序來集中或分配能量，並透過自我暗示（對話）來下達總動員令，例如筆者有次嚴重車禍，顏面挫傷面積達三分之一，且傷及真皮組織，同時手、腳皆受傷，但三天後要出國，就告訴自己說，手腳慢點來，靠長衣褲遮之，動員細胞修護臉部不可留疤，三天內要痊癒。於是採行熱吹風機熱吹患部，打坐時以手置於患處上方一公分來回移動實施氣療，三天後同事見之，直呼「換膚成功！」且沒留下疤痕。

（5）**注意面積**、時程與能的大小：誠如有關的能量定義，能量對時間的變化稱力量，力量對時間的變化稱衝量。當我們輕撫穴道時會覺舒服，但揉按時則會產生治療效果，但若重力撞擊穴道，則會毀傷穴道，經絡甚至死亡。使用電磁能療法，也要注意到其效果與其垂直通量（磁場乘以面積）及時間有關，也就是說能量接觸的面積越大、時程越久，效果將越明確。

（6）**閉眼放鬆進入密閉系統**：由於密閉系統內生化反應會往低焓方向進行，會使人進入鬆甜態開展潛能，所以不管任何能量療法，在療程內要閉眼放鬆，當然同時要閉口、呼吸若有若無、空間要安靜以進入「近」密閉系，有利吃進秩序，發揮潛能。

（7）**以信念（仰）增強能量**：任何宗教、主義、偶像、自我，都是你生存的動力，藉由信仰你將會獲得可痊癒及要痊癒的信心，常可見證奇蹟。

（8）**許以誘因縮短療程**：如前述，一個復建中的病人常因復建中的過程所帶來的好處太多，例如：親友的關懷、工作責任的逃避…等，因而在潛意識上拒絕快速痊癒，所以要使復建中的病人快速痊癒；必得許以「痊癒所帶來的好處會比生病更多、更大」的誘因，在強烈誘因激勵下，透過潛能發展可縮短療程。

（9）**逐漸改變習慣**：若已習慣用藥者，因為體內已建立一種另類平衡，所以若改採能量療法，要逐漸減少用藥量而不是立刻停止用藥，因為身心的突變會帶來太多的抗力，身體組織會受不了，那將「未蒙其利，先受其害」了！

（10）**化暫態為常態**：身體好了，作息、營養等要維持一段時間（實驗的經驗值最少三個月以上），以讓痊癒後好的健康狀態變為常態方為功。因為人體本身會有往常態去運作的潛在趨勢及能力！

（四）修正續行

依三種狀況考核檢視所定的能量療法是否見效。第一：在夜眠後，不舒服的狀況是否改善，因為有些激素只在夜間睡眠才分泌，而睡眠前三十分也有一段進入α態的時程可修復身體，睡眠時又可解毒。否則，就要修正計畫另立療法。第二：採用氣功療法，在練功後，所有不適狀況（包括發燒溫度、疼痛感等）是否減輕改善。第三：閉眼搓揉相關井穴或阿是穴半刻鐘後，穴點的反射疼痛感是否減弱或消失。

最後，經由此結果，再修正原有的能模計畫或執行細節，必可功成。特別注意的一點是：痊癒需要時間，所以不要因為沒有在你要的時程內痊癒，你就中止或放棄，你要坦然面對，欣然接受，樂觀以對，並以信念、誘因，鼓舞自己，那麼你將見證「不藥而癒」的病史！

第五篇

願天下無藥的實踐

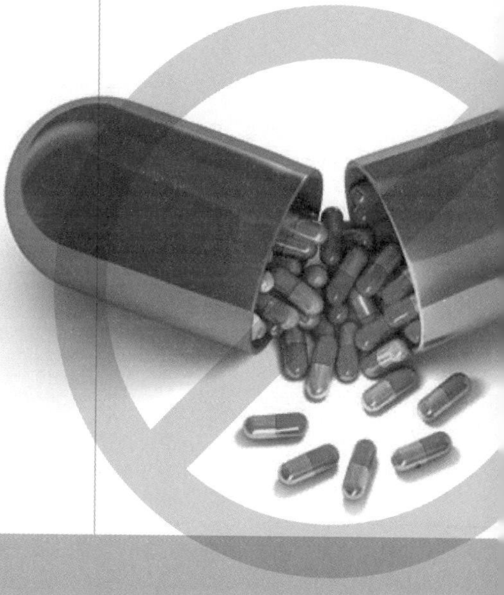

一、天下無藥的願景

透過電子醫學、物理醫學及潛能等各種能量醫學。筆者期待有一天可以實踐「天下無藥」的願景，希望今天我踏出的一小步能引出更多的人齊為這願景共同努力，為眾生解疾苦。

每次在公園內看小孩在溜滑梯，我就會為自己生為人而傲。想想看，如果一個機器人可以順暢地溜滑梯，那它的價值何只億萬，但對於每個人類而言那卻是輕而易舉的動作。所以**人是超優越的，只要明心見性，發揮潛能，「天上天下，惟我獨尊」**。更何況只是區區的疾病，所以為使那美好的遠景早日能實現，首先我們要透過宣傳建立起全民「信心」，並且透過下列的日常保健法永保健康，由少藥到不藥而癒，解開各種生命密碼、原理，健康愉悅的走完生命之旅！

（一）觀念的改變

（1）少吃藥避免動手術：

吃藥後肝臟會將「藥」視為異物、毒素而去分解它、排除它，也會耗損我們的總能量及傷害我們的免疫細胞，長期用藥的結果，除會使身體產生抗藥性外，也會怠化了我們身體原有的機能及平衡性；所以除非像中毒或車禍等急症，或需動手術等侵入性醫療外儘量不要用藥。醫生只能幫我們爭取到復原所需的時間，痊癒仍需靠人體自身的機能運作。此外，手術也會破壞人體的經絡，破壞信號傳遞路徑及內分泌製造，降低人體復原的潛能，所以除非已經病入膏肓，儘量少動手術。而人體本身有幹細胞可以再生，何假外求？外植的器官會引起人體的排斥力，所以也盡可能不要更換器官，除非器官已完全壞死，或壞死的體積太大使得人體自我修護的速度小於再生的速度。

（2）視疼痛發燒為症狀非疾病：

人體所有的不適感都是身體的「常態」平衡系統遭破壞，因而失去了平衡，被感覺細胞檢知而引起的，不適感是一種初期的警告信號，若未及時處理，就發展為求救信號

（疼痛發燒等），若長期未被中央系統（腦部）處理，就會發展成各單位（臟腑）自行處理的狀況，如纖維化、骨刺增生、腫瘤化、潰瘍等。我們應該充分的了解並感謝從身體各部門所傳遞而來的資訊然後欣然的採取對策。而不是誤解、恐懼後只一味的去消除它，例如疼痛時打止痛劑，發燒時吃退燒藥等（除非頭部高燒）。

人體有各種症狀：疲勞是一種組織器官的過負載信號，疼痛是一種新的暫態想取代舊的常態的信號（所以疾病的復原期也會經過疼痛不適昏眩期），嘔吐、腹瀉、咳血是要排除體內毒素；打呼、噁酸是吃食過多、呼吸道變窄；發燒是人體在發現病毒入侵未研究出破解病毒之前的一種對策，因為像類如感冒、SARS（非典）等病毒在37.5℃以上就會死亡，且發燒可以使體內酵素活化（最適宜的活化溫度約在37℃到40℃間，人體體溫每降低0.5℃，會使免疫力降低35％），所以若採退燒法，只是欺騙自己，對不起自己（筆者患SARS（非典）時就未曾吃過一顆退燒藥卻能在三天內痊癒），但由於細胞抗敵會死傷甚多，所以補充水分以利排毒及製造抗體是必要的。

又如感冒初期，病毒由鼻孔進入時，人體先是咳嗽後流鼻水，代表細胞最初想將病毒咳出，如果失敗繼而會想將它封在鼻腔內消滅，若再打輸了，病毒及戰死的細胞會合成鼻涕排出，若有剩殘留病毒之後會再深入到喉嚨，接著，病毒與戰死的細胞會合成痰排出，此時約在一至二週內，通常人體已研究出破解的方法，就會慢慢痊癒，但比較頑強的（如非典）病毒還會往下呼吸道移動，使喉嚨疼痛甚至肺細胞浸潤咳血，所以不管是鼻癢、打噴涕、咳嗽、吐痰、喉痛、胸疼咳血等皆是透露感冒病毒已攻克我們身體何種部門的資訊，我們該珍惜此種資訊，於鼻癢或咳嗽打噴涕時就迅速採取對策，而不是等待喉痛或咳血才採取對策或只是針對發燒併發症採行退燒劑。

就現有醫學，感冒病毒變種太快，並沒有疫苗也沒有解藥，痊癒賴的是自己，不要浪費能量在吃藥、退燒上，那只會延長了痊癒的時間，因為身體的總能量是定值，但解毒排毒組織（肝、腎等）要花費能量去處理侵入的藥劑上，反而耗損了免疫系統之總動員力。又如鯊魚沒有血管，所以沒有腫瘤，此乃因為腫瘤是一種血管組織增生，當免疫細胞毀損率大於再生率（或無法再生時）組織會充血腫脹，繼而把病毒和死的細胞封存起來，這就是腫瘤，再繼而組織萎縮時就靠纖維化以阻止病毒通過。

同理，骨刺造成的坐骨神經痛等，是源於長期姿勢不正，骨頭的地心垂直分量不足以支撐體重引起之重力（體重乘高度）故而骨頭增生成骨刺，非矯正脊椎及坐姿不能治本。高血壓除環境外，源自於血管的管徑變細（雜質太多、膽固醇等大分子阻塞等），阻力變大，因需要一較大之壓縮力之馬達（即心臟）將養分從身體下部送到腦因而生成較大的血壓之故；而低血壓則來自於營養不良，血量不足或心臟無力，無法產生足夠的壓力輸送營養所至。

也就是說，人們所謂的疾病內很多與其說是一種病，倒不如說是一種癥候，一種資訊；抑斷此訊號，猶如掩耳盜鈴，又像把駝峯埋入沙堆中的駱駝，不僅是自欺欺人，而且當腦子收不到求救信號時就不會派大量軍隊（免疫細胞）去打戰，等於謊報軍情，誤失先機了。

（3）疾病是可逆的：

誠如本書中所述，人體擁有美好的單位（組織）、好的領導（頭腦）再加上誠信（坦然面對挫敗，指令明確快速）、派令（自我對話）、動員（由信息分派總動員兵力於不適處）、計畫（好的能量療法、治療計畫圖）、立即執行（治病於初期，不讓病毒軍力作大）、追蹤考核（感測效果、發現計畫缺點、修正療法及偏差）然後持之以恆，將可消滅病毒，之後再透過回復涅槃新生態，產生新的組織將可翻新組織，把所謂的纖維化、硬化、浸潤等傳統所謂的不可逆疾病變為可逆，所以對疾病的態度要正向、樂觀，人最大的疾病淵源於恐懼與無知而非病變疼痛。

（二）好習慣的培養

（1）儘量素食：

人類犬齒（撕裂用）幾已退化，說明人已進化至草食而非肉食，肉食的一大壞處是幾乎所有動物的體溫都比人高（家禽中雞溫最高為41℃），故其肉（脂肪）在人體內不易流動易凝固，屬壞脂肪；而且人體脂肪的型態也與之不同，故人需將家禽肉分解為基本胺基酸再組成人體所需之脂肪，過程冗長費時，徒增加了食物在胃腸的停留的時間，即增加了滋生病菌的時間，也多耗費了人體的總能量，使得新陳代謝的能量變小變差；此外動物屬高等靈性在被殺死痛苦瞬間，體內會分泌大量毒素，人們吃肉的同時，也吃進了部分未被熱溫消滅及未被完全消化的毒素（所以大量吃肉的糞便是臭的）；而且動物脂肪的分子較大，較易堵塞胃腸道而形成高血壓及宿便，所以說肉食的壞處有多多。

我們宜以豆類取代肉類，若一時取代不了，就以魚類代之，因為魚類的體溫遠較人類會為低，魚的脂肪在人體內呈現溶解態，易於吸收，是屬於好的脂肪。至於蛋白則可補充蛋類。尤其想減肥者更應效法猴子，以蔬果為主食，因為其內的澱粉可以轉化為脂肪（肉）。此外，據統計，不管癌症或病變者的血液大都是酸性，而肉是血酸性，大部分蔬果是血鹼性，所以多吃蔬果少吃肉就成了健康及好身材的不二法則。某星劉X華據說能一直維持好身材的祕訣就是：用餐時吃飯就不吃肉，吃肉就不吃飯因為多餘的澱粉會轉為脂肪儲存，如此將可避免太多的肉累積增胖；而便祕患者也多能在素食後解除宿便之苦。

（2）飲用微溫淨水：

空氣、陽光、水分是生命形成三要素；空氣的汙染可以看見、聞到，易於避免（戴口罩或不出門），陽光的紫外線可以擦防曬油或中午少出門減免之，但是我們卻常忽略了水質源的純度、溫度重要性，因為除非在沙漠水太容易取得了。但任何新陳代謝皆需水之參與，正常人每天需水1500c.c.以上，其中至少要500c.c.才能排出毒素，而水嫩嫩的肌膚更需要水，但臟腑多餘出來的水份才給肌膚，所以說「水為萬藥之王」。

但一般的自來水內含氯（多可致癌）、有害重金屬及雜質，飲用後不啻是輸入了血液及臟腑毒素，所以選用一個乾淨水源及能濾除重金屬之濾水器，煮沸後當作我們的飲用水是一件極其重要的事。一政府若能積極投資在乾淨水資源系統上，不僅可避免醫療能源浪費，也可積善行德。即使是刷牙也要選用溫淨開水，除避免細菌孳生在口腔內造成牙周病外，也可在刷牙後建立堅固的口腔第一道防線：乾淨的唾液內含無菌不摧的淋巴球菌。

此外，喝水最好是溫開水，不要喝冰涼之水或飲料，因為人體溫是36℃左右，每增加1℃至40℃內，酵素的活力會增強25％，相對的若降0.5℃免疫力會降低35％，且若喝入涼水或飲料，身體會耗能在加溫至常態體溫上，降低了身體的有效能量，尤其酸或甜飲料更導致血酸、骨質疏鬆而牙疼，真是百害而無一利。

（3）細嚼慢嚥：

唾液被道家視為「瓊丹玉液」，每天由唾液腺分泌約1500c.c.，吞唾液（如八段錦內之攪海功）被視為回春術之一。唾液內除含有胺基酸（組成蛋白質）、澱粉酚（分解澱粉）、鉀、鈉、鈣等礦物質及黏蛋白、免疫球蛋白（血漿成份）外，最重要的是它含有包括溶菌酶在內的各種免疫細胞，可殺死各種病毒，並可將農藥內亞硝酸鹽的致癌物質還原為硝酸鹽的非致癌物質，當它與食物混合進入胃腸可保護胃黏膜受傷，防止胃潰瘍，並可幫助澱粉之消化，亦可消炎止痛，所以「細嚼慢嚥」是養生的一個重要環節，最好每口咀嚼三十次以上，咀嚼越多，唾液分泌愈旺盛，口腔之解毒殺菌及消化力就會增加，避免肝、腎、胃腸等之負擔，人也就可活得輕鬆、安然、長壽。

除了充分咀嚼外，以手捏頸下顎或餐前吃顆梅乾，也可增加唾液分泌量，古人「望梅止渴」之說即望梅可刺激唾液之大量分泌而使人止渴故！

（4）彎腰後伸仰：

學生、主婦、電腦族常是腰痠背痛的一族，原因在於彎腰過久後，脊椎纖維（有如光纖）因屈折而使臟腑傳送的光電信號入射角產生變化，光通量太小，長期信號不夠明確，使臟腑過勞而產生痠痛信號，若積年累月之後則會導致相關臟腑病變。所以若是脊椎彎斜者在調整脊椎後相關的病變也都能復原。記得讀初高中時晨操中有個手插腰、頭頸後仰的動作，想想，確實有那個道理在！

（5）吃食後勿速躺睡：

依據波義耳定律，在定溫下，一密閉系統內，容積與壓力乘積為定值，即容積減小，壓力會增加。由於含肉之食物經胃消化後進入腸內約需二小時，所以吃食後若躺睡，此時原來有地心引力吸引原要下墜的食物，現在因為缺乏了，將會堆積在胃內，因而會減少了胃的相對有效容積，使得胃壁的壓力變大，賁門的閥力擋不住，使鹼性的膽汁溢流入胃浸蝕胃壁，長久變胃潰瘍。而另一方面胃酸一部分進了喉嚨造成嘔酸，久之也會形成喉炎，所以胃不好者宜少量多餐。此外若吃食後即躺睡，因缺乏地心引力，胃中食物無法不墜，食道為了防止胃中食物逆向進入，會自動縮窄食道，增強壓力以抵抗來自胃的壓力，而食道的上部即呼吸通道，使得呼吸通道窄小，小至某程度即造成呼吸暫時中止或打呼。所以肉食者在入寢前二小時，素食者在入寢前一小時請勿進食以淨空胃，而午睡也以趴睡為佳。

（6）勿食微波食品：

微波的強力電磁共振波動瞬間會破壞原物質的分子結構，換句話說，米不再是米，肉不再是肉，所以它變味了，正確的說，食物不是被煮熟了，而是被「摧毀」了，所以食之無味，棄之也不可惜。因為搞不好，它所新形成的東西「四不像」，對人體不是營養而是毒物，所以不吃也罷！

（7）適度享受性愛：

性不是禁忌，它是人類最基層的生理上需求，若此最基本需求不被某程度的滿足，人類就不會去追尋包括愛人、受尊重及成就的高層次的需求，它是人類進化的動力。而且在一圓美的性愛後人會覺得很爽，因為此時腦內嗎啡會大量出現，使人愉悅鬆甜，酣然入睡，潛能激增。如何享有圓滿性愛，請參考拙著《愛，要身體力行》。

（8）少抽菸喝酒：

菸酒中有太多的毒素，筆者之父親就因煙不離手，每天藉酒澆愁，在三十多歲就有燻黃的中指，在48歲就腦二度中風死亡。別以為每天的煙酒量不大而無所謂，要知道質量累積等總量到質變點後，不僅是百病纏身，搞不好食道癌、肝癌登門拜訪您呢！所以煙酒少吸食吧！

（9）少怨多笑：

樂觀微笑、帶點阿Q的生活方式才可能開展潛能而無藥自癒，人類大部分是因怕而

「病」的、因怕而「死」的！一切事情的發生自有其原因，只是我們不知道。不逃避、勇於面對，而且以正向思維的態度去面對，平時做最好的準備與鍛鍊，病時也不怕病來磨，因為我們是「萬物之靈」，因為我們有無窮的智慧可以發揮，並且有無窮的潛力有待開發。人，是萬能的！

（三）按生理時鐘作息

整理順應週期性的生理時鐘與健康有關的數點如下：

宜六時至七時內起床，喝杯溫水後大解；若有宿便者，請壓按虎口或食指之商陽穴可通便，七時至九時吃早餐，主食以雜糧（或糙米）及豆漿、蛋為主；九時至十一時宜工作或讀書。

十一時至十三時宜吃午餐，餐後最好小睡以除去心火，午餐內容以脂肪類之食物（如魚、豆腐等）為主，餐前半小時最好吃些新鮮蔬果；十三時至十五時氣血大量運行小腸，腦缺氧頭腦昏昏，少開會作決策，但小腸經又行經眼睛，故此時若刺激少澤穴三十分許，三個月後可減少近視約五十度並強化小腸消化力，改善拉肚子狀況；十五時至十七時膀胱經的氣血最旺，尿意最頻繁，此時段小解時要墊著腳跟，可刺激小趾旁之至陰穴，強化泌尿及生殖系統，防止頻尿、血尿及發炎等。

十七點到十九點，性激素分泌最旺盛，可約會享受浪漫的晚餐後擁有美好的性愛，晚餐以蛋白質為主，由於男人體液內含蛋白質、檸檬酸和果糖，所以要記得吃柑橘或檸檬等富含檸檬酸的水果或飲料，若想喝酒培養氣氛又想不醉倒，可於喝酒前半小時飲500c.c.之甘蔗汁或葡萄汁，那麼血中就有足夠之血醣等著，當酒精一入血液立刻與血醣起作用而燃燒分解，不會傷及肝臟，可免醉倒。其中葡萄汁更內含酒石酸可分解酒精最為上選，甘蔗汁次之，因甘蔗汁屬雙醣、含醣成份高。

十九時至二十一時心包經氣血最旺，血壓異常者可在此時辰內刺激（按、壓、熱吹等）中指底旁側之中沖穴，可調節高低血壓患者。

二十一時至二十三時是三焦經氣血最旺，免疫力最強，也是治病（尤其是感冒、鼻喉炎者）之最好時機，此時若能練功或刺激關沖穴，會有速效；二十三時後就要睡覺了，以利肝膽解毒、休養生息。

(四) 生理環境的固定

人體內血液呈弱鹼並含各種酶使人體可在低氣壓（1大氣壓）、低溫（36℃）下進行一系列的新陳代謝，包括形成和分解有機物質及貯藏能量與釋放能量，但在體外的化學反應，卻常需數百個大氣壓及數百度高溫才能完成。所以除了營養外，對於血液的鹼性、體溫的維持，及自然酶的足量攝取對人體的健康皆是相當重要的事。

所以在保溫方面：冷天要多食澱粉類，以燃燒生熱，睡覺時請穿着連身衣褲及襪子以保暖，儘量喝溫開水少飲冷水或冷飲，肺不好者若居於潮濕區，宜購買除濕機以保肺之溫度，另身冷者可以就寢前按壓足心湧泉穴十五分鐘，除可使全身暖和，睡意綿綿外亦可強腎，一舉數得。

在維持體內氣壓的定值方面，由於人體的壓力會使氣血紊亂，變化了原有之氣壓，故宜按照電子醫學篇所言，設法減輕壓力以保有血氣之正常氣壓，並忌吃食過飽或在食後躺睡以免增胃道壓力造成胃潰瘍等疾病。至於血液酸鹼值的維持，因為一般肉及飯皆呈現出酸性，所以除多吃蔬果少吃肉外，由於檸檬在體內消化後是中鹼及茶是弱鹼，故每天一顆檸檬或喝茶當可維持體內的弱鹼性，當然可要依服用後的次日感覺調整份量喔，因為每個人吃食內涵不同，而且人體皆是不一樣的化學工廠，故新陳代謝能力也異！

至於天然酶方面，可以用糙米代替精製米、低溫殺菌奶代替高溫處理奶並每天吃五種以上蔬果，特別推薦常見水果中的香蕉、木瓜、鳳梨，因其內各含有香蕉酶、木瓜酶及鳳梨酶，對分解肉（脂肪）很有幫助，可助除宿便。蔬菜則推荐韮菜及菠菜，因其含鈣量較高，對牙骨有幫助。

（五）急救能力的培養

救急如救火，養成疾病急救（非指溺水）的能力可救人於千均一髮。整理井穴、阿是穴療法，下列的能力培養是較為重要者：壓鼻子下邊凹槽（人中）可復原一切的氣血異常包括抽筋、暈眩（含暈車、暈船、暈機）癲癇、熱痙攣、馬上風、微血管出血（含頭顱內出血）、高低血壓、心跳異常等；捏大拇指甲基部（兩側）可止住哮喘；捏食指可止牙疼且助便祕排除；捏中指可復元高低血壓之臉色異常、昏眩、心跳異常；捏無名指可緩解感冒之不適及鼻喉炎；捏尾指可止停心絞痛或拉肚子或眼痛；捏足首趾（趾甲基部兩側）可緩解經痛、肝性病痛及疲勞；捏足二趾可止胃疼；捏足中趾可使冷身變暖和；捏足四趾可緩解膽結石疼痛：捏足尾趾可使血尿等泌尿或生殖系統炎症緩解。（此外頭痛：壓按行間穴。落枕、筋骨傷、五十肩：壓按崑崙穴；夜失眠或白天沒精神：壓按足心湧泉穴。不明之腹痛：壓按臍點與兩乳中點合成直線之中點凹處中皖穴）。另外看見人突然中風時，在手足指（趾）兩側井穴針刺擠出一滴血可救之（見圖７、８）；此外根據諸多病例追踪分析，絕大部分中風患者皆源自其之前的頭部碰撞造成頭顱的細微出血造成，故當您跌、撞、摔傷碰及頭部瞬間，要立即按人中三分鐘，以防止頭顱內出血以免造成中風的後遺症。

（六）三月鍛鍊好常態

人體會有捨棄暫態而往常態去運作的趨勢，所以若一週熬一天夜不打緊，若一週熬四天以上就形成了常態，身體的生理時鐘就會往熬夜去運作而導致機能生變。同理，若想增加視力，就要每天刺激尾指少澤穴每天達三十分以上，在三個月鍛練期後，常人約可減少五十度近視。而且要記得，任何器官只要營養充足、血鹼正常、良好睡眠下是愈用愈進步的，即「用進廢退」的，例如你如果要治療鼻炎就要多跑步，希望七十歲以後仍似「一尾活龍」的令性伴侶滿足，就要常作愛、常強精補腎；減肥也要持續三個月以上方為功。

（七）生活保健要點

（1）食：吃食上，多蔬果少肉，並逐漸以魚或豆腐代替雞鴨牛羊肉，少量多樣多色彩，以獲得均衡營養；重新鮮自然，少吃防腐品、高溫油炸品及人工添加物（味精、糖精等），注意鹹（鹼）略大於甜（或酸）的總和原則，以利新陳代謝；精力不足時多補足蛋；宿便者則不妨以雜糧（玉米、地瓜、燕麥等）代替米飯（因米飯的粘沾性常會形成腸粘，造成宿便）；消化佳者，若想更長壽，則可以糙米飯代替精製米飯，因精製米已除去了天然酵素（酶）；且在吃食時要細嚼慢嚥以助消化及防癌，食後立刻以溫水仔細刷牙以保有乾淨唾液，若能在食後半小時實施臍密功（從肚臍吸入一口氣後，想像以肚臍作圓心，導引此氣血繞圓周運行，此圈化動作將引起磁力將人體氣場導順。）更可清理胃腸並吐出濁氣，使胸口清爽；每天請吃一顆含子水果以防老化，儘量少吃冰品。

（2）**衣**：穿衣上要注意乾淨外，家常服及睡服以寬鬆為原則，工作服女以粉紅、白、藍系列為宜，男則以藍、綠、白系列為主，以便肢體放鬆，以便開展潛能；千萬勿長期著黑色衣褲，因黑色會吸收所有好壞的能量，雖可保暖，但卻要耗費更大的能量於排出壞能量上，真所謂得不償失！

（3）**住**：在住方面，住所務求空流通、溼度得宜（可以除濕機或加濕修補之），若能伴以盆景更佳，寢室、枕頭套、床單儘量採藍、綠、粉紅之鬆甜色，睡覺時最好穿連身衣褲及襪子以防踢被著涼，若能在居家時間內，把能量療法納入其中則更佳：例如早上六時半起床喝500c.c.溫水，拍腹百下後大解，大解時間閉眼，以左右手輪流壓按尾指少澤穴及食指商陽穴除可刺激大小腸排除腹瀉或便祕，幫助排泄外也可達明目之功，最好以手拍打洗臉，可洗臉兼防肌膚鬆弛，若以濕毛巾洗臉，要避免沾到眼睛或睫毛以免沾染病毒（霉菌桿菌、葡萄球菌等易在濕毛巾上滋生），刮鬍時記得刮面以刺激肌膚再生；晚上洗澡時作毛巾操：即以手握毛巾後甩以另一手接著之後用力搓背，接著換手為之，除可刺激後背俞穴（左右對稱各二穴，新病時即可出現壓痛感）以治療初發疾病外還可刺激膏肓穴（在厥陰俞穴左側一公分處，乃專治疑難雜症之穴）及督脈（督理所有陰經），如圖11，接下來以毛巾作前胸「小」字擦洗，由於身體募穴（久病時會出現壓痛感）及任脈（任理所有陽經）除呼吸系統外，都集於胸腹中線及肋骨下兩側如圖12，故可收臟腑保健之功。若想更換新肌膚（臉不建議）則不妨以菜瓜布代替毛巾並要搓揉至表皮微紅為止，因為表皮受傷之下會分泌膠原蛋白再生新細胞達成換膚效果，洗頭時按摩頭部，洗澡後在肌膚上擦上維生素E乳液，以保養肌膚；並喝足500c.c.水分，盤坐、閉眼，壓手掌心凹陷處勞宮穴可定心安神，壓足心前凹陷處湧泉穴可以湧出生命泉源生精暖身之後，搓揉手足十二井穴，並針對反射痛感處比對圖7、8，了解五臟六腑哪邊出了問題，並可依此設計適宜的能量療法，並要立即針對痛點採以吹風機熱吹該穴點或按壓、貼磁力絆於該穴點的最簡易、便宜（一粒益力絆才約台幣十元左右）的療法。接下來在二十三時，作禪臥功半小時，利用生命能源α波刷新氣血消滅病毒；在痊癒後如雖無明顯病痛但卻顯疲勞不適，可在功後把全身躺下呈大字，以心識去「敷」在不適點之後放空心識，進入與天地合一的空無涅槃境界，可達更新再生肌膚及臟腑內新細胞，經一段療程後完成「易筋」之功。接下來在入睡前則深呼吸後躺下，閉眼以捏耳垂法刺激腦嗎啡分泌約半小時之後側躺，安置四體使其穩當，不復蠕動，不久即可安然入睡，每天至少要睡足睡好六小時以上，因為夜晚是激素分泌、學習記憶及休養生息的時間，所以保健之道，如無優質睡眠即功虧一簣。但就寢前一定要關掉手機，且最好順地磁南北躺臥，並擁有獨立的床位最佳，以防磁波干擾。

（4）行：在「行」上，走路要抬頭挺胸，伸直脊背；每天要運動二十分鐘以上；以急行代替慢走；上樓時跨大步代替乘電梯，每天若能上下樓梯十次以上更可瘦身；常作旅遊及森林浴，一面欣賞綠葉及大自然的和諧脈動（稻米及樹木的搖動等）的同時可作深呼吸及提肛（收縮肛門及尿道）的回春術；萬一受撞時，先保護頭部後迅速壓按人中穴，避免頭臚內出血，造成未來中風之後遺症。

（5）育：在「育」上，我們應該從父母智商之盲點及特點出發，再以自我能力及興趣為導向，設定將來的職業去加強專業及技能，作好三Q：循I.Q.（智力商數）、增E.Q.（情緒商數）、創C.Q.（創造指數），以忠、仁、義為本，以「盡了力即勝利」為座右銘，培養對自我負責及樂觀的生活態度，隨時以「潛能無限」的自我對話暗示、鼓勵自己，活出自我，活出自信。

（6）樂：在「樂」上，要將工作與娛樂分開，玩樂切勿通宵達旦，除以助人為樂外，並以自己的興趣去培養多種娛樂，但獨樂樂，不如眾樂樂，故親戚間要多加來往外要結交益友（正直、諒解、多聞）以同樂；但要注意網友虛幻的一面，以免受到傷害。再加前五育之配合，必可「活出健康，活出快樂」。

（八）七復（R）養生論

在拙著「向疾病說不」我曾提出七復養生論：即（1）壓按人中穴「復原」不正常之氣血、壓按會陰穴（肛門前）「復原」流失的精元。（2）練禪功「復新」經絡及體細胞。（3）好睡眠「復儲」生激素，排除疲勞及毒素。（4）搓捏手足井穴以「復檢並復調」臟腑病變。（5）「復伸直頸背」以修復神經痛及骨刺。（6）「復簡」生活以活出中庸之道。（7）「復（呼）請醫師」看病（針對侵入性病變）或「復請神明」（針對絕症）以見證奇蹟。倘能依此養生，必可壽比南山。

二、不藥自癒口訣

綜合本書觀點，為便傳誦推廣，特編不藥自癒歌訣如下：

「**電子為道，物理作料；七復養陶，人中救竅；井穴註標，鬆甜為鑰；禪功療保，涅槃新貌；潛能展妙，天下無藥。**」其意涵即為：**以電子原理為主，物理為佐，在危急時壓人中穴為急救之竅門**，平常則實行七復（復始、復新、復儲、復直、復簡、復請）以陶治身心並養生。空閒時請在手指足趾井穴找到反射痛感之穴道，在此穴點絆貼，作為通知身體病變臟腑的標記，然後將肢體放鬆，心境放鬆樂觀甜美下，實施最易發功的禪臥功法（每次約三十分），可迅速修補疾病，等病好後，再練大字形的涅槃功，放空一切，融入大宇宙，進入涅槃態則可將舊的堪用細胞拋棄，更換新的細胞容貌，達易筋之功，長生不老。奉行此歌訣下，相信每個人都可開展潛能，不藥而癒，祈願有一天，這世界再也不需吃用藥品，人類一樣可以保有健康快樂。

三、祈願之迴響

期望筆者今天跨出的非侵入性（無藥）醫學的一小步，能引起更大的迴響，使得更多人投入研究、實踐、整合及創新，減少醫藥資源的浪費，由少藥到無藥，但願有一天能實踐「天下無藥」的願景！但是，「是」↓「做」↓「有」是創造宇宙的三個步驟，所以您要先向宇宙肯定說明本書是對的狀態，而後去執行，宇宙將會聽從你的指示而運作，最後你便能擁有您想要擁有的健康狀態，光是想並不能使您的夢想成真，所以在讀完本書之餘，也奉送一句讀者回饋的評言：書，不是買來「看」而已，書是要買來「做」的！就從現在起，去做就對了！

附錄

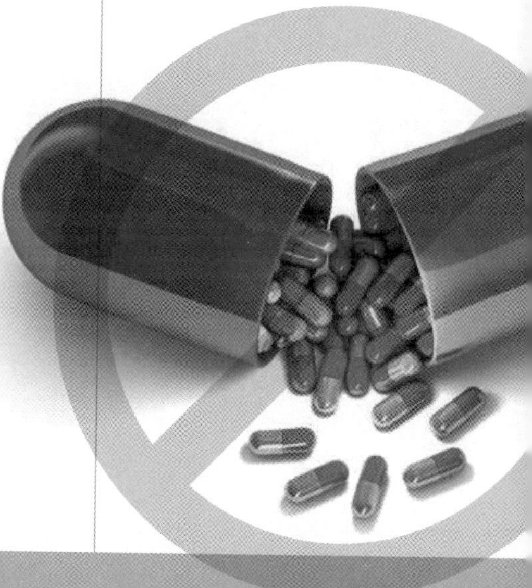

附錄一 SARS（非典）的自療與防治（同感冒防治法）

SARS使得人人聞之色變，但遠在WHO定義SARS病症之前，筆者早已染上而且自療痊癒了，現將經過述於下：

在二月二十一日（二〇〇三年）下午心裡突然覺得煩躁不安，腎部出現痠痛，趕緊回到獨居之家中休息，晚上突然發高燒，咳了幾聲，但一直不引以為意，只以為是感冒，於是開始練起臥禪功（躺下，雙手合十置於胸前，雙腳前屈合十，閉眼，呼吸若有若無，肢體放鬆，心念集中於鼻下凹槽人中穴。）三十分鐘後若是一般感冒，早該完全退燒，症狀消失了，但這次卻只是流了些汗後體溫微退，但咳嗽卻更加劇烈了，不僅腰部疼痛毫無緩解現象，而且一咳嗽就出現手臂痠疼現象，於是洗了熱水澡，按摩了腰腎，但洗完澡，又高燒不適，此時我第一次覺得害怕起來，因為一直以來靠的是潛能治病，所以從不看醫生，但那瞬間，忽然驚懼懷疑自己是不是免疫力喪失了，我煮了開水，然後每隔十五分鐘喝下熱鹽水，一整晚，在咳嗽聲與不安中渡過了難熬的睡眠。

二月二十二日週六放假，我起床後，喝了熱稀粥並配以薑、蒜（殺菌），由於胸口奇熱難當，我就改練道家的臍密功：腳盤於另一腿上，閉眼後端坐，雙手交握置於腿上，然後想像從肚子吸入一口氣，將這口氣引導繞著肚臍畫圓36圈，並逐步向胸外圍擴散，宛如要嘔吐出腹中之穢酒般，同時口張開，將胸口中的熱氣不停的向外呼出，然後再吸氣重複以上動作，不停地嘔出胸口熱氣，十分鐘後不再大力呼吸氣，改以開口呼吸若有若無，將心念凝視置於喉部（增強喉部免疫力），如此禪坐後約半小時，流了一身汗退了燒，但仍常常咳嗽，腰腎疼痛減緩，在心力交疲下睡著了。

醒來後已是華燈初上，可是一點食慾皆無，全身無力，晚間突然腹瀉，瀉完後身體覺得舒服了，想止咳就去買了川貝枇杷膏喝了，不多久親友送來一位十大傑出中醫師江勤院長所開的咳嗽的藥粉，在盛情難卻下吃了，想不到服用5包後卻越咳越厲害，而且咳的時候心臟卻快跳出來了，由於已退燒了，我對自己的免疫系統也恢復了信心，就安心的檢查了大拇指甲旁內側的少商穴及手掌白肉部之魚際穴，發覺少商穴及魚際穴皆有強烈之痠痛感，確定了呼吸系統已感染傷害至肺部，就開始搓揉兩穴點，以達到類似針灸治療之效果。直到該晚已能安心睡覺，惟半夜仍被咳嗽驚醒，醒來後就繼續練功。

二月二十三日週日晨起後，我吃了稀粥配了薑蒜後，就開始交叉運用以上三種潛能法與病毒作戰，包括：（1）揉按魚際穴、（2）練禪臥功、（3）練臍密功，最重要的是我已信心滿滿，因為狀況已緩解，表示我的免疫力已可戰勝病毒，我給自己細胞下了指令：今天晚上我得痊癒，因為明天得工作。二月二十三日晚入睡前，不適癥候已全部消失，根本不知道染上的正是世紀病毒SARS！（SARS在數天後才被WHO定義）

SARS病毒及癥候

SARS病毒是一種濾過性病毒，須在數百萬倍的顯微鏡放大之下才看得到它的存在，傳統的感冒雖只是濾過性病毒，但由於只侵害人體的上呼吸道系統，通常在染上後可以在二週內破解它，加上它的變種速度快，在人類發現疫苗之前它已經變種了，所以卻一直無疫苗存在。

如今在人不停的宰殺動物後，一種與雞瘟病毒類似的冠狀病毒與人體內的基因結合後產生了一種全新的冠狀病毒，那就是SARS，這一次它更厲害了，變種更快，至今已有超過六種以上之變種，它是一種RNA病毒，可以利用人體基因迅速複製，而且可以產生某種化學物質而導致我們的免疫細胞死亡，由於它是全新的，對初染者我們的身體仍不能識別它，它也會迅速浸染到我們的肺泡而引起肺炎，至今沒有任何抗生素可完全消滅它，要打敗它，還是得靠我們身體的免疫系統去研究破解病毒，慶幸的是，除非原先染有併發症，95%以上的人皆可破解它而痊癒，但可恨的是它大量迅速複製完成並發病至肺泡，人類只有兩種選擇，一種是在數天內迅速打敗它，一種是迅速被其浸潤肺泡而生肺炎致死。

冠狀病毒在37℃左右會死亡，但在低溫下活動力甚強（在16℃至27℃最活躍），在一般物體如塑膠袋中可存活一天以上，在人體排泄物中可存活四天以上，通常靠一公尺內飛沫傳染入人的呼吸道中，但如有風力或冷氣可使其活化，獲得動能而加速傳至更遠處或進入冷氣循環系統而感染系統內之人畜，這也是醫院是SARS最大感染源之因，當然透過接觸病毒或與病人有體液交換（性愛或接吻者牙齦出血）或接觸存活在外的病毒皆會傳染。

一般的消毒水並無法有效的消滅它（噴灑超過37℃之熱水或醋酸有效），而它在人體內的潛伏期可高達十四天以上（最近中國據傳有二十一天之病例出現）。而其癥候則為煩燥不安，高燒、乾咳（無痰及鼻涕）、肌肉痠痛、頭痛、腹瀉及肺炎。

SARS防治法（同感冒防治法）

SARS防治法在消極方面為：勤以熱水或酒精洗手後並用力搓揉，勿使用或禁入公共冷氣系統，外出時戴口罩，若未戴口罩與他人有近距離接觸時以手掩住口鼻（如進入公共場所被量體溫時），以溫高（超過37℃）熱水沖洗浴廁，減少上公廁，在積極方面則為加強自己之免疫系統，那麼又該如何才能增強呢？

（1）**保持愉悅之身心狀況**：當人肢體都很放鬆之後，腦中會出現α波即類似嗎啡物質，使人愉悅並且它會誘導我們進入我們的潛能境，加強我們的免疫力，同理對事情保持樂觀的想法也會使我們因愉悅而產生類似嗎啡物質而進入α波狀態發揮我們的潛能。值此SARS病毒肆虐之際，我們不用太緊張過著風聲鶴唳的日子，就像「飄」的結尾所說的：明天太陽還是會升起來，每次與病毒的戰爭還不是人類獲勝。相反的我們還要多接觸大自然，即使是欣賞大自然的律動：包含流水聲，樹木的搖動，稻禾的波動也含著α波的頻率，也可增強我們的免疫力呢！

（2）少量多樣進食，以保持均衡營養：人類所需要的營養種類雖有蛋白質、脂肪、維他命、礦物質等多種，但只要每天吃喝食物的品種廣泛，不要有挑食和偏食的習慣，基本上各種營養的含量是夠到可提供免疫細胞的原料去消滅病毒。

（3）多吃蔬果少吃肉：由於人類正常的血液濃度成弱鹼性，而肉類經分解後成酸性，蔬果呈鹼性，所以應多吃蔬果少吃肉，尤其SARS既是動物病毒變種，更應少吃肉，如此方可保有免疫細胞所需運作的血醣濃度，由於我們取用氧氣來分解食物，但氧氣又會鏽化（老化）我們的免疫細胞，當氧自由基（氧帶電）處在酸性溶液中會變成氫氧自由基，其鏽化的能力將會增強為十倍，所以多吃蔬果少吃肉可避免免疫細胞被鏽化的能力而增強了對SARS病毒之抵抗力。

（4）細嚼慢嚥，多吞唾液：唾液被道家稱為瓊丹玉液，其內含有多量免疫細胞可殺菌，並可將亞硝酸之致癌物質還原為硝酸鹽之非致癌物質。染病時你必須全神對付SARS，哪可再染上其他的病毒呢？（若有併發症者則抵抗力較小，那麼感染SARS時將較不易痊癒）。

（5）每天一顆綜合維他命及維他命E：有些維他命雖需量少，但會參與我們免疫系統製造SARS解藥之化學作用，所以需吃綜合維他命，另維他命E乃高度抗氧化物質也請一併服用。

（6）充分及良好的夜間睡眠且要樂觀信心：千萬不要因此衍生壓力、緊張或是煩憂，因為不管是焦慮不安、緊張、疲倦都會影響身體之壓力荷爾蒙（例如糖皮質激素），降低免疫功能；此外也不可熬夜，因為晚上睡覺時是我們細胞修養再生的時機，此時荷爾蒙分泌最旺盛而且人體有些荷爾蒙只受夜間睡眠的指令所控制，白天睡眠並不分泌，所以這段時間夜晚要睡得好、睡得飽，如果睡不著，可先深呼吸二分鐘後，閉眼以左右手大拇指及食指捏著左右之耳垂，二十多分後保證你睡得香甜而有足夠之荷爾蒙，那正是細胞運作所需之催化媒，只要按上施為，那麼我們有將士（免疫細胞），有能力（免疫力）、有原料（營養）、正確良好的工作環境（血液弱鹼性）及引發人體生化反應及製造抗體所需之催化劑（荷爾蒙），我們又處於潛能態（樂觀信心），抗SARS

這場仗絕對沒理由不贏。

感染治療

你可以將自己交給專業醫生去處理，也可依下法自我治療：

一、保持必勝之信心：由於SARS是一種未知病毒，染上時你會心生煩燥不安而因此減弱了免疫力，所以你要有信心你一定會痊癒而且也一定痊癒，告訴自己就靠打贏這一仗去贏得自己及眾人的喝采，並且隨時閉眼對自己的免疫細胞下指令：你一定行的，動員去打敗入侵病毒。

二、服用蒜精：大蒜可有效殺死病菌，所以可服食瓶裝之蒜精（濃度高）據信對殺死病毒有效。

三、選擇一處空氣流通之幽靜處所隔離養病。

四、每天至少服用2000c.c.以上之熱鹽水。

五、發高燒時勿服用退燒劑：SARS病毒在37℃以上會死亡，身體發燒38℃以上一方面是因為戰死的免疫細胞及病毒所引起，一方面身體也是為了消滅病毒之下下策，所以可以使用冰袋保持適當頭部溫度避免腦細胞受損但卻不可妄自服用退燒劑，但當呼吸急促時，使用支氣管擴張劑（腎上腺皮質素）去支應呼吸之危機是可行的。染病期內我們可以用每天運動的方法，讓身體肺部的溫度超過37℃來消滅SARS病菌。

六、仿前，練臥禪功讓身體進入潛能之修護態去消滅病毒，回復正常體溫。練瑜珈術者可進入冥思態去發揮潛能，再生新組織。

七、仿前，練臍密功，靠想像化圓圈的動作引發磁能，再以作嘔態去排除身體內多餘的廢棄的熱能及病毒。（事後若有牆壁被排除毒氣接觸之面須以熱水或醋酸清洗。）

八、檢查左右手掌白肉之凹陷處（魚際穴）是否有痠痛點，貼上益力絆或不時指壓或揉按它，初時痛感會逐漸加劇，表示治療中，等過了高峰點之後痛感會逐漸減弱，等魚際穴沒有了病感，你已克服了SARS對肺部及呼吸系統之傷害。

天佑人類，但願人類可以早日掃除SARS陰影，但是這只是大自然中某種動物類的反撲而已，人類要是不停的違反自然、濫砍、濫宰，遲早有一天，更大的反撲會再來，SARS是不是該讓人類好好省思，如何與大自然中的生命好好共榮共生呢？也但願那是一個肯定的答案！（原文刊於發展訓練之二〇〇三年六月SARS防治專欄及電子技術雜誌之專欄訪問）

附錄二 手指足趾急救歌訣

手五指歌訣

捏「大」指：「大」喘解，胸悶除。

搓「食」指：「屎」便解，牙疼除。

捏「中」指：「中」氣順，血壓調。

搓「四」指：「濕」寒排，感冒除。

捏「末」指：「抹」心痛，肚瀉除。

足五趾歌訣

捏「壹」趾：「醫」經痛，肝火除。

搓「貳」趾：「噁」氣散，胃痛止。

捏「叁」趾：「身」暖和，精泉湧。

捏「肆」趾：「識」膽生，黃膽化。

捏「伍」趾：「武」膀胱，頻（血）尿除。

此歌訣係將書中整理出，在急救時若能背誦可搶時效，「」內之字近乎同音以方便背誦，若有不明處請翻閱本書第三編第五章井穴療法，務必熟練以搶時效，其中急救診療點在各指趾甲基部兩側，如圖7、8所示。急症三分內除，慢病三月內治。

另有一致命急救穴點係位在鼻下凹槽處之人中穴，乃人體復原開關，壓按它可急救熱痙攣、癲癇、抽筋、出血、馬上風、高低血壓（臉色不對）、暈眩（含暈車、船、飛機）等。反正感覺快死了，壓按它直到復元就對了！

國家圖書館出版品預行編目資料

求醫不如無病 / 郭慶堂著. -- 第一版.
-- 臺北市 : 樂果文化出版 : 紅螞蟻圖書發行,
2013.05 面; 公分. -- (樂繽紛 ; 12)
ISBN 978-986-5983-37-6(平裝)
1. 另類療法 2. 健康法 3. 能量
418.995 102006506

樂繽紛 12

求醫不如無病

作　　　者 / 郭慶堂
總　編　輯 / 何南輝
行 銷 企 劃 / 張雅婷
封 面 設 計 / 鄭年亨
內 頁 設 計 / Christ's Office

出　　　版 / 樂果文化事業有限公司
讀者服務專線 / (02) 2795-3656
劃 撥 帳 號 / 50118837 號　樂果文化事業有限公司
印　刷　廠 / 卡樂彩色製版印刷有限公司
總　經　銷 / 紅螞蟻圖書有限公司
地　　　址 / 台北市內湖區舊宗路二段121巷19號 (紅螞蟻資訊大樓)
電話: (02) 2795-3656
傳真: (02) 2795-4100

2013年05月第一版　定價／240 元　ISBN 978-986-5983-37-6
※本書如有缺頁、破損、裝訂錯誤，請寄回本公司調換